アレルギーっ子の入園・入学安心マニュアル

給食、体育、あそびから緊急時の対応まで

佐守友仁
Samori Tomoji

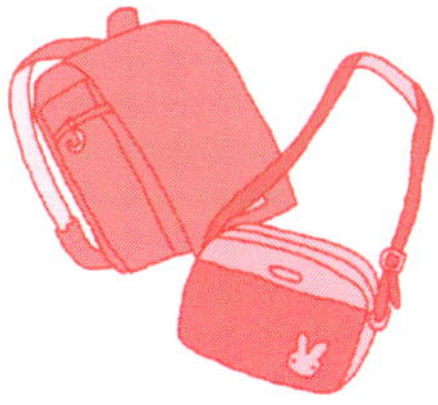

農文協

◆プロローグ　集団生活もへっちゃら！
――アレルギー！　かかってこんかい!!

アレルギーのあるお子さんを抱えるご両親は、病気の治療だけでなく、子どもの日常生活にも悩みはつきません。

「そろそろ幼稚園に入れなければならないけれども、どこの園がよいでしょうか」「お誕生会に招待されてもケーキは食べられないし、なにかと食生活で人と違うので、いじめられないでしょうか」などなど、私の診療所で悩みを打ち明けるお母さん方も少なくありません。

最近の若い世代のご両親は、いわゆる「マニュアル世代」の方が多いように感じます。まず自分で考えようともせず、努力しなくなってきてはいませんか？　わが子が幼稚園や小学校に入る土壇場になってから「アレルギーなんですけど、大丈夫でしょうか？」「小学校の給食はどうしたらいいですか？」「お泊まり保育でなにを食べたらいいですか？」など、私に聞いてもしかたない質問をされることがよくあります。

とはいえ、やっぱりはじめてのことでしょうから、私も文句を言わずに（けっこう言いながら）お答えしています。そのために、この本を書こうと思いました。

この本では、アレルギーのあるお子さん、とくに食物アレルギーをもつ子どもが保育所・幼稚園、小学校に入園・入学するにあたって注意しておかなければならないことを、給食の問題を中心に、運動や遊び、薬の扱いなど集団生活をするにあたってのさまざまな注意点についてまとめました。

まず、パートⅠでは、園や学校との対応の仕方と具体的な対応のスケジュール、そのときに用意しておくと便利な資料とそのつくり方、事故を起こさないための対策と万が一事故が起きたときの緊急時の対処法など、事前準備から入園・入学の対応までを実例もまじえて解説し、「マニュアル」化を試みました。

パートⅡには、パートⅠで取り上げた問題に取り組むにあたって不可欠な食物アレルギーに関する基本的なこと、「食べてもいいもの」と「食べてはいけないもの」や、「回転・選択食」などについて、最近の考え方を載せています。

「あれもこれもあかん」の除去食だけを考える方法から、回転食、さらには選択食へと発展していく、この簡単な発想の転換をしていくことが、アレルギーを前向きにとらえていくためにはたいへん重要なことと、私は考えています。

なお、食事療法やスキンケアについてよりくわしく知りたい方は、私の前著『アトピー増やしていこう「食べてもいいもの」』（農文協）をご覧ください。

この本を参考にして、しっかりと準備をし、わが子の「アレルギー」を再確認して、「アレルギー」を前向きにとらえて、プラス思考をもって対応していきましょう。きっと楽しくて、安全な園・学校での生活が待っています。

そして、みんなで言いましょう。

「アトピーがなんぼのもんじゃ!!　アレルギー！　かかってこんかい!!」

目次

目　次

PART Ⅱ 食物アレルギーの基本レッスン

PART I

保育園・幼稚園・学校生活での問題点とその対応策

第1章

やっぱり一番の問題は「給食」
——誰も教えてくれない。どうすればいいの？　何を食べたらいいの？

1　親も不安ならば、受け入れ側の園・学校も不安
——基本的な姿勢と考え方

(1) 入園・入所・入学時期になると交わされる会話

毎年、入園・入所・入学の時期になると、佐守小児科の外来では次のような会話が連日交わされます。

Dr.：今日はどうされました。

ママ：先生、うちの子は今度保育園に入園するのですが、給食はどうすればいいでしょうか。園でうまく対応してくれるかが心配です。

Dr.：もう園のほうには、話をしたのですか？

ママ：いいえ、まだしていません。どんなことを言ったらいいのかがわかりません。

Dr.：まず、話をしに行かなくてはなりません。預かってもらう側の先生方に、まず△

△ちゃんの症状をきちんと伝えることが大切です。話を聞いてもらわないことには、なにも先には進みませんよ。
ママ：卵と牛乳が駄目だということを言えばいいんですか？
Dr.：そんな簡単なことでは駄目です。「食生活」をきちんと整理することから始めましょう。今までの食物ノートを整理して、自分の子どもの症状の出方とか、今、除去をしている食品とか、食べても安全な食品はなにかなどを一覧表にしてみてはいかがですか？
ママ：先生、ではよろしくお願いいたします。

(2)「間違いと混乱」があって当たり前

保育園・保育所、幼稚園、小学校（以下、園・学校とする）に入園・入所・入学（以下、入園・入学とする）時に必ず問題となるのが「給食」の問題です。私の外来では、入園・入学のことが間近になる年末あたりから、アトピー性皮膚炎や、気管支喘息をもち、とくに即時型アレルギー反応（多くは、アナフィラキシー・ショック）を起こしたことのあるお子さんのご家族と、そのお子さんが入園・入学する予定の保育・学校教育現場の双方から「学校生活および給食の対応」に関する相談が増えてきます。

ご存知のように、最近ではなんらかの形で食物アレルギーをもつ患者さんがたいへんに増えています。一口に、食物アレルギーといっても、単なる乳糖不耐症から食物依存性運動誘発アナフィラキシー・ショックに至るまで、さまざまな病態を呈することが知られています。

食物アレルギーをもつお子さん（患児）の年齢，性別，アレルギーの種類，それによって引き起こされる症状，アレルギー反応の起こり方の程度，原因アレルゲンの診断の確実性の程度（きちんとした診断がついているのか，いい加減な診断なのか）など，患児側だけでもさまざまな要因を含んでいますので，「食物アレルギー患児」といってもその実態はまさに「十人十色」で，一人ひとり全く違っていると考えるべきです。

私たち医師の間でも，「食物アレルギーの病態」をはっきりと理解し，「食物アレルギー」と診断することのできる先生はたいへん少ないのが現状です。したがって，医学的専門的知識に乏しい，というよりも専門的知識が全くないといってもいいぐらいの保育・教育現場に携わっている方々にとっては，「食物アレルギー」に対して「間違いと混乱」があって当たり前なのです。

(3) 心構え，先生方とのコミュニケーションのとり方が大切

ここでは，食物アレルギーをもつ子どもが入園・入学するときに，入園・入学した後に年齢を問わず共通してぶつかる壁，たとえば給食や集団生活などの問題に対して，どのように対処したらよいのか，どのような治療をしていくべきなのかをアドバイスします。入園・入学にあたって，園・学校の管理職，現場の教職員と頻繁に接することになります。そうしたときに大切となる，食物アレルギーをもつ子の親としての心構え，先生方とのコミュニケーションのとり方などの基本的な考え方などを説明します。

年齢によって，身体や症状の状態だけでなく，園・学校での集団生活の仕方，友だちや

親との付き合い方なども異なってきます。そうしたときでも対応に困らないよう、とるべき道筋もあわせて示していきます。

2　給食ではなにが問題になるの？――どの年齢にも共通する問題点

まず、全年齢の患児に共通の問題点を考えていきましょう。食物アレルギーの患児をもつ親側、受け入れる保育・教育現場側、そして、その間に立つ医療機関側、この三点から、お話を進めていきましょう。

(1) 親がするべきことは？――食物アレルギーを理解してもらうための準備

一番はじめになにをするべきかを考えましょう。それには、まず患者側、つまりなんらかのアレルギー疾患をもったお子さんの家族が、親側として準備するべきことから考えていきましょう。

まず、食物アレルギーの症状の既往歴の確認、除去食の程度の確認の二つの点でお話しします。

●食物アレルギー症状の既往歴の確認

各年齢層で、心配となってくる事柄は微妙にそれぞれ違うのですが、お子さんが「なにを食べてどうなるのか」を親ごさん自身がまず、はっきりとつかんでおかなければなりません。全くの他人に、わが子のことを理解してもらうためには、お子さんのすべてを、で

表 1-1　医師が患者に聞きたい「5W1H」

5W1H
① Who：だれが？
② What：なにが？（どんな症状，皮疹？　喘息？……）
③ When：いつから？
④ Where：どこに？（どの部分に，鼻に，皮膚に，お腹が……）
⑤ Why：どうして？（なにか思い当たることは？　なにかを食べて，激しい運動をした後で……）
⑥ How：どのように？（鼻が出る，かゆくなる，痛くなる……）

きるだけ「簡潔にまとめる」ことが大切です。私たちがふだん診察していても、「うちの子が風邪を引いています」だけのママがいて、なんにも伝わってこないことがあります。

では、どのようにまとめていけばよいのでしょうか。

◆５Ｗ１Ｈを利用して

アレルギー性疾患だけに限ったことではありませんが、私たち医師が新しい患者さんに対してお聞きしたいことは、だいたい決まっています。

表１－１に示したように、英語の勉強と一緒で「５Ｗ１Ｈ」が大切です。まず、これらの医師が聞きたいことと同じようなものを頭の中で整理しておきましょう。

もちろん、食物アレルギーの場合では、こんなに簡単にすむわけはありません。しかし、他人に症状を理解してもらうためには、まず簡単にまとめておくことが大切です。だれかがその文章を見たら、大まかではあるが全体像を把握できるようにしておかなければなりません。

ですから実際には、症状の詳細やお願いの内容も含めて細かく「５Ｗ１Ｈ」を書いた文章を用意しておきましょう。表１－２に、「△△君を養育する○○小学校の諸先生方へ：食物アレルギーに関するお願い」を示します。簡単ですが、「５Ｗ１Ｈ」がきちんと入っています（「５Ｗ１Ｈ」に対応するところにアンダーラインを引きました）。

このような文書にして入園・入学予定の保育・教育現場にもって行くと、受け取

表 1-2　食物アレルギーに関するお願い

△△君を養育する○○小学校の諸先生方へ
食物アレルギーに関するお願い

来年度入学いたします○○△△は（① Who），食物アレルギーがあり（② What），A 病院小児科 B 医師のもとで，× 歳時より（③ When）除去食物療法を続けています。

当初よりは，食べられるものも増えてきておりますが，以下のものについては，まだ症状が出るので，当面，除去を続けていく方針です。

そのため，給食，食物を使用する授業・行事などで，なにかとご面倒をおかけすることになるかと存じます。つきましては，事前に担任の先生をはじめ，担当の職員の方々とご相談したいのですが，お時間を取っていただけませんでしょうか。

一人だけ別行動をとることは，いろいろと不都合もあるかと存じますが，どうぞご理解のうえ，よろしくご配慮のほどお願いいたします。

除去しているもの：卵，乳製品，エビ（⑤ Why）
食べたときに出る症状：じん麻疹，嘔吐，喘息（④ Where）
注：卵については，皮膚についただけでも症状が出ます（⑥ How）。
＜これまでの経過と現在の治療内容＞
（症状・検査値・薬剤の種類など簡潔に）
＜学校にお願いしたいこと＞

(1) 給食で除去食対応は可能でしょうか。あらためてお話をする時間をつくっていただきたいと思います。無理な場合，弁当持参を許可お願いします。
(2) 授業や行事で食べ物を扱う際は，早めにその内容をお知らせください。必要なら代替品をもたせます。
(3) もし，学校で症状が現れたときは，ランドセルに携帯している頓服を飲ませたうえ，ひどい場合は，下記にご連絡ください。

〔緊急時連絡先〕
自　宅：電話番号
携　帯：電話番号
勤務先：電話番号

○年△月 × 日
保護者名○○□□
住所・電話・ファクス番号

る側としてもより真剣になってくれるでしょう。

ただし、後で触れますが、即時型反応の最重症タイプのアナフィラキシーを起こす場合には、よりしっかりとしたものを用意する必要があります。

◆A子ちゃんの例

表1-3、4で、A子ちゃん（満二歳）が実際に保育園に提出した、「今までの症状のまとめ」と「アレルギー食物の除去状態」を書いた表を紹介します。A子ちゃんは、私の患者さんのなかでもいろいろなものに反応するけっこう重症なお子さんです。幸いにもアナフィラキシー・ショックは起こしたことはありません。その一歩手前で治まっています。

A子ちゃんの場合は、ここまで書いておけば十分でしょう。この表にこんなにいっぱい書くことがない人もいるでしょう。しかし、わが子のアレルギーの状態を他人に伝えるためには、だれが見てもだれが読んでも、その子の症状がしっかりと理解できるようにしなければなりません。伝える側もきちんとまとめたうえで、形態を整えた書き方をして整理して提出しましょう。実際に、私の診療所では、患者さんにこのA子ちゃんの表をモデルケースとして紹介し、活用しています。

他人にわかってもらうというのは、入学試験の試験答案を書くときと一緒です。採点者の先生が「これならOK！」という答案を書かなければなりません。「先生、本当は、これはこういうことを書いたつもりだったんです」という言い訳をすることは、実際の試験では不可能です。誤解されるような書き方をしてはいけません。論外で最悪の例が、「卵アレルギーで卵をやめるように言われています。除去してください」といった言い方です。

表1-3　A子ちゃんの今までの症状のまとめ

200×年×月×日　A子

除去食物	主な症状
牛乳・乳製品	生後5ヶ月：粉ミルクを飲食後、数分で体中に蕁麻疹。牛乳が肌に付着して蕁麻疹。 数時間後、頬に発疹、赤み、びらん。 （乳成分が着いた手で目をこすり、目の周り直径7cmが赤く腫れる。）
卵	生後6ヶ月：卵のケース、卵の殻を触ると蕁麻疹。
小麦	生後6ヶ月：パンを飲食後、数分で太股に蕁麻疹。
大豆	1才4ヶ月：納豆の着いた手で顔をこすり蕁麻疹。枝豆を飲食後、数分で太股に蕁麻疹。
トマト・南瓜・苺など野菜	1才4ヶ月：飲食後、数分～数時間で頬に発疹、赤み、痒み。
冷凍タラなど魚類	1才4ヶ月：飲食後、数分で首に蕁麻疹。
カレールー	1才4ヶ月：飲食翌日～一週間の間、全身の赤み、痒み、ガサガサ。
小麦	2才8ヶ月：小麦入りのお菓子を誤食。15分後に咳が出始め・赤面。その15分後にはゼーゼーヒューヒュー。 その30分後（食1時間後）病院到着時には血中酸素が低く、アナフィラキシーと診断。エピネフリン注射。 ブドウ糖＋ステロイドの点滴を4時間。一泊入院で様子を見る。
その他の注意点 ●調理器具（包丁・まな板・なべ・お玉など）は、患児用のものを使用する。 ●食器（皿・フォークなど）は、患児用のものを使用する。 ●衛生用品（スポンジ·台拭き·石鹸等）は、患児用のものを使用する。 ●床などにアレルギー食材が付着しないようにする（アレルギー物質との接触を防ぐ）。 ●砂場・強い直射日光下での遊びは控える（長袖、帽子等を着用する）。 ●定めた時間、症状、状況により、薬を服用または塗布する。	

表 1-4　A 子ちゃんのアレルギー食物の除去状態

200× 年 × 月 × 日　A 子

	食べたことがあるもの			食べたことがないもの
	大丈夫と思われるもの	不安なもの	症状が出たもの	
穀物・芋類	うるち米　A-カット米　アマランサス 上新粉　さくさく粉　タピオカ粉 三穀粒・粉・麺(うるちあわ・ひえ・きび) さつま芋　ホワイトソルガム　とうもろこし	麦類　じゃが芋 そば　里芋 山芋	玄米 小麦(麺，パン)	キノア　もち米 胚芽米　栗 ナッツ類
根菜	大根　かぶ　玉ねぎ　人参　切干し大根	ごぼう　レンコン		竹の子　らっきょう かんぴょう
緑黄色野菜	野沢菜　小松菜　チンゲン菜　水菜 レタス　ブロッコリー　アスパラガス かぼちゃ		ほうれんそう	にら　ネギ　春菊 ズッキーニ
淡色野菜	白菜　キャベツ　ピーマン　カリフラワー しいたけ（生・干）　冬瓜　しめじ えのき　しろな　トマト　きゅうり	ナス　小豆 大豆製品（豆腐，きな粉）	枝豆(大豆) 納豆	もやし　さやいんげん そらまめ　セロリ マッシュルーム
果物	りんご　ぶどう　桃　梨　温州みかん 苺　デコポン　伊予柑　さくらんぼ スイカ　ブルーベリー(火を通したもの)	バナナ		柑橘類(外来種) キウイ　柿　メロン パイナップル　マンゴー アボカド
魚・貝	天然鯛	養殖鯛 ウナギ　太刀魚 ヒラメ　鮭　シラス カレイ	たら　イサキ マグロ　ホッケ	サバ　鰹　鰯　スズキ 鱒　ブリ　サワラ サンマ　カニ　イカ タコ　貝類　魚卵
肉・乳	鶏ささ身　豚(ヒレ・モモ)　ウサギ肉 馬肉　カンガルー肉　鹿肉　くじら肉 ニューMA 1　MA-m i	鶏(ささ身以外)	牛乳　乳製品 (粉ミルク・ミルフィー HP も)	牛肉　鴨 鶏卵
その他	ワカメ　寒天　ひじき　のり　シソ ほうじ茶	麦茶		梅干　ごま
調味料・他	てん菜糖　米しょうゆ　A－1マーガリン あわ・きび味噌　リンゴ酢　ハチミツ 米油　菜種油　みりん(米原料)	サトウキビ(糖) グレープシードオイル	カレールー 大豆油 大豆味噌	化学調味料 コーン油　ごま油 香辛料(こしょう等)

「大丈夫と思われるもの」・・・今まで食べたことのある食物で，特にはっきりした症状が出ないので，関係ないと思われる食材で除去していないものです。

「不安なもの」・・・食べてすぐに何かが起こるわけではないもの。遅延型かつ小さい症状（数日後に少し湿疹・赤み）が出てくるように感じるもので，その食材が原因かはっきりとは分からないが，除去しているもの。また受診前までは食べてはいたが「先生や栄養士の先生に仮性アレルゲンを多く含む物なので，あまり離乳食・幼児食としては薦められない」と指摘を受け，それ以降食べていないものも含みます。

「症状が出たもの」・・・明らかな即時型反応が出たものです。食べて数分～数時間後，蕁麻疹・湿疹・痒みなどのはっきりした症状が出て，除去しているもの

※その他注意点…「大丈夫と思われるもの」でも，魚・肉などの蛋白質（ニュー MA1 以外）は，同じ食材を連続して取らないようにする。

（一日一食まで，次回まで最低一日あける。 豚ヒレの翌日に鶏ささ身等異なる食材は OK）

●除去食の程度の確認

◆完全除去食をするのか、非完全除去食でいいのか

完全除去食と非完全除去食はどう違うのかを、「卵」の場合を例にあげて説明を進めていきましょう。

「卵」の場合の完全除去食というのは、「卵」、つまり「卵黄」「卵白」の区別なく、「卵」という食材が「微量でも含まれているもの」を、すべて「食べてはいけない」というものなのです。私の診療所にも、たしかに「卵」完全除去食を実施している患者さんがいます。ただし、その子はごくごく微量の「卵」の摂取でアナフィラキシー・ショックを起こしたことがあるぐらいの最重症患者さんです。後で、診断の項目で説明しますが、「卵」アレルギーを診断する際の除去試験のときに、短期間限定でこの完全除去食を行うことがあります。

非完全除去食とは、その名のとおり「完全な除去をしない」ということです。つまり、ある程度の混入があっても、そのランクを分けて「食べてもよいもの」として摂取することです（一五二〜一五四ページ表5－6〜8参照）。

どちらの除去食療法をとっているにしても、提出する文書には医師・栄養士などの専門家に食事指導を定期的に受けているか否かも明記しましょう（最低三〜四か月おきの指導は必要です）。思い込み除去（勝手に、これはこうだと自分で決めてかかっている場合がある）ではないということを明白にするために、必ず医師の診断書または食事指示書をかかりつけの医師に書いてもらい、あわせて提出しましょう。

最近では、受け入れる保育・教育現場のほとんどでは、「医師の診断書、またはそれに準ずる指示書の発行」を求めています。

◆完全除去食は園・学校と親の双方に覚悟が必要——お弁当持参が無難

受け入れる側の保育・教育現場にとって、給食での完全除去食に取り組むことはたいへんな負担となります。手間がかかるというだけでなく、誤配膳、誤食などの事故が起きた場合には命にかかわる可能性もあるということです。給食での完全除去食が必要な場合には、園・学校側と親側の双方にかなりの覚悟が必要になってきます。

私の経験では、完全除去食が必要な場合は、とくに保育園・保育所、幼稚園の年齢では、ほとんど「完全お弁当持参」でいくしかないようです。まれに、小学校入学の時点でも完全除去食が必要なケースもありますが、それぐらいの年齢になれば「自分がなにを食べたらどうなるか」を患児本人が十分に理解できています。ですから、十分な注意を払っていれば、給食での完全除去食が比較的安全に実施できている場合が多くみられます。

これらについては、後で「食物アレルギーの種類と学校管理におけるランク分け」の項でくわしく説明します。

(2) 受け入れ側に確認すべきこと、お願いすべきこと——保育・教育現場側の課題

●食物アレルギーをもつ子どもの受け入れの経験の有無

入園・入学予定の園・学校にまず確認しなければならないことは、食物アレルギーをもつ子どもを受け入れた経験があるかないかということです。最近は、食物アレルギーにか

かわらず、なんらかの形でアレルギーをもっている子どもが激増しており、受け入れた経験がない園・学校を探すほうがむずかしいかもしれません。

とはいえ、実際の対応の程度は園・学校によって差があるものです。そこで実際にどの程度の対応がなされているのか、具体的に聞いておきましょう。

義務教育の公立小学校を除けば、保育園・幼稚園、小学校も私立であればこちらから選ぶことができます。お子さんの症状の程度にもよりますが、安心して通える園・学校を選ぶというのも、一つの選択肢ではあると思います。

●園長や校長の対応でわかる気をつけるべきこと

該当患児を受け入れた経験の有無によって、最初に申告したときの園・学校の対応はさまざまです。まず、最高責任者である園長、校長の対応によって、その施設のだいたいの状況がわかるといえます。私の今までの経験上、責任者の対応は三つのタイプに分かれます。ここのところをよく見極めて、患者側としてこちらも心を決めて対応していかなければなりません。まず、第一印象で気になるポイントを並べてみましょう。

◆その場しのぎ、知ったかぶりタイプ

「あ、食物アレルギーのアトピー性皮膚炎。あ、はい。よく知っていますよ。前にも何人かいましたから、任せてください」などと、いとも簡単に答えてくる場合。ものすごく薄っぺらい感じがします。

どう対応すべきか　おそらく、その責任者の先生には初対面でしょうから、その先生の本性を見抜くのはむずかしいかもしれません。あまりにも安請け合いされるときは、「知

ったかぶり丸出し」「ほんまに真剣に考えてくれてるのか心配になるタイプ」のことがありますので、注意をしたほうがよいと思います。

◆ことなかれ主義タイプ

「あ、食物アレルギーのアトピー性皮膚炎。あ、はい。担当の△△先生にくわしくお話ください。後は、こちらで処理して対応いたします」などと、他人任せを言う先生。実際に、いっぱいいるんです、このタイプの先生！

どう対応すべきか　園長・校長先生にこのタイプは多くみられ、また、あと数年で校長先生になれるといった教頭先生にも、ことなかれ主義の先生がいます。この場合は、「では、担当の先生にお話をさせてください」と突っ込むと、早く本当の担当者と話ができる場合もありますので、こんなことなかれ主義丸出しの先生は放っておいて、早めに気持ちを切り替え、次の担当者との対応に全勢力をつぎ込みましょう。この手の先生には、後で「おかげさまで」と言っておけばよいでしょう。

◆真剣・本気で臨んでくれるタイプ

「あ、食物アレルギーのアトピー性皮膚炎。あ、はい。前にも何人かいましたから、そのときの担任の○○先生がいます。私も以前の学校で、アナフィラキシーを起こす可能性のあるという児童を経験しています。くわしくお話を聞く時間をとらせていただきます」

どう対応すべきか　ここまで言われたら、少し安心しますよね。一番の責任者がどのくらい器量が大きいかで、その園・学校の全体の対応が決まってくるようです。最近ではうれしいことに、このタイプの先生もたくさんおられます。一緒にお願いをしていく立場の私にとっても、むっちゃくちゃうれしいことです。

●施設・人員の問題が壁となることも

◆自校調理（自校方式）か集団調理（センター方式）か

園や学校が受け入れることが可能かどうかは、給食の形態—給食自体をどこでつくっているか—が問題となってきます。つまり、ハードの問題です。

給食の形態は、各学校の給食調理場でつくった給食を提供する単独調理場方式（自校調理、自校方式などと呼ばれるもの）、数校分の給食をまとめて調理して各学校へ配送する共同調理場方式（集団調理、センター方式などと呼ばれるもの）などさまざまです。各々の

コラム

先生たちへ　こんなこと言ったことありませんか？

アレルギーをもつ子どもたちを養育する立場にある、あなたに、つまり保育士、一般教諭、養護教員、教頭先生、園長先生、所長先生、校長先生たちに読んでほしいことです。

私は、アレルギー外来で、お母様方から何度となく泣きつかれています。それは、入園・入学の際に、「入園・入学」に関して事前に相談をしに行った際の、先生方からの「パワーハラスメント」です。「対応してくださった先生からこんなこと言われました。悲しくてなりません。私たちはいったいどうしたらよいでしょうか」。お願いをしに行っている立場のお母さんたちですから、立場的には非常に弱者であります。

保護者の方々が一番傷つき、一番嫌がる先生方の態度を一覧にしました。先生方、こんなこと言ったことはありませんか？

〈暴言集〉

①除去食をすると栄養不足になる。
②このままでは身長が伸びない。
③この子は食べないから病弱なのだ。
④食物アレルギーは、食べていけば慣れるはずだ。
⑤薬で抑えておけば、そのうち治るのではないですか。
⑥加熱すれば、食べられるはずです。

⑦同じ卵なのに、なぜ生卵だめなのですか（加熱による抗原度、量に対する無理解）。
⑧食べて症状が出るならわかるけど、さわっただけで症状が出るなんて信じられない。
⑨本当に駄目なのかは、少し食べてみればわかるではないですか。
⑩こんなきれいなのに、どこがアレルギーなんですか。
⑪単なる好き嫌いでしょう。
⑫お母さんの思いすごしではないですか。
⑬わがままでしょう。
⑭弱虫です。
⑮以前も、同じようなお子さんを預かっていますが、こんなにうるさくしなければいけない子ははじめてです。
⑯卵アレルギーですか、うちの息子もそうでしたが、給食はふつうに食べることができましたよ。
⑰集団生活を乱すもとになりますので、少しずつ試してみてはいかがですか。
⑱修学旅行は、ご遠慮ください。
⑲みんなで食べると、アレルギーは出ないと聞きました。一度食べてみてはいかがですか。
⑳そんなに食べることができないのはかわいそうだから、もう少し食べてみませんか。

◆あなたの言葉がポイントです

実際にアレルギーをもつ園児・児童を担当された先生方は、こういった言葉を言ったことありませんか？

食物アレルギーというものは、実際に症状が出て苦しんでいる人しか理解できないものです。

大切な子どもたちが、集団生活という今までかつて経験したことのない荒波の世界に出ていくのに、親の目から離れたところで、親のつくったもの以外の食べ物を食べなければなりません。先生方みなさんが真剣に考えていかなければ、たいへんなことになってしまいます。

学校での「いじめ問題」が最近とくに話題になってきています。ことが大きくなって、実際に尊い命が失われて、新聞、テレビなどマスコミで大騒ぎしています。「なにを今さら！」の感があります。しかし、ここまで集中して取り上げられると、今、「いじめていること」を実感していない「いじめっこ」も、ただ「いじめられている」だけの「いじめられっこ」も、各々の立場の違いこそあれ、少しはよい方向に向かって考えることができるようになると思いませんか。

それでは、保育・教育現場における「食物アレルギーの認知度」はどのぐらいのものでしょう。

たしかに、食物アレルギーで、めったに命を失うということはないかもしれませんが、実際に、アナフィラキシーショックという強烈な最重症タイプのお子さんたちもいます。別の章で述べますが、預ける側は自分の子どものアレルギーのランク分けをきちんとして、そして、いろいろな準備を整えて先生方に相談に行くわけです。ですから、先生方も十分に勉強して理解を深めるように努力してほしいと思います。

給食を自校でつくっていた時期もありましたが、最近では集団調理・センター方式などのところが増えてきています。

自校調理なのか集団調理なのかによっても、おのずとその対応は違ってきます。一概には言えませんが、規模が小さい自校調理のほうが対応してもらいやすいようです。

◆給食に携わる人数が増えるほど事故は起きやすくなる

自校調理では、献立をつくるのは園・学校の栄養士、それに基づいて調理師が給食をつくり、実際に給食を児童に配膳するのは保育士だったり担任教員だったりします。給食には複数の人が関与しており、家庭でのマンツーマンで行う状況と比較すると、誤食のような事故が起きやすい環境にあります。完璧には無理だとわかってはいますが、それでも給食に携わるすべての人に食物アレルギーに対する知識と理解を求めなければなりません。

●食物アレルギーの種類と管理のランク分け――給食の管理はどうしたらいいの？

◆思い込みはいけない――症状によるランク分けを

食物アレルギーの症状の出方はさまざまですが、どのような症状であれ、患児自身、家族にとっては深刻なものといえます。しかし、言いにくいことですが、医学的には全くの軽症でも「大騒ぎ」する患者さんがいます。なにかを食べてしまって、軽いじんま疹が出ただけで市立病院の待合室に駆け込んで、「うちの子をすぐに診て!!」と絶叫した親ごさんがいます。

気持ちはわかりますが、「思い込み」はいけません。医療現場では、この「思い込み」をうまく処理できる場合は多いのですが、保育・教育現場の集団生活の場では、なかなかそうまくはいきません。「思い込み」が、しばしば患児家族と現場の教職員とのコミュニケーションの妨げとなります。そのために、患児の症状を「ランク分け」して、双方がそのランクをよく理解しておく必要があるのです。

保育・教育現場における「給食」は、集団生活のなかでの園児・児童どうしの大切なコミュニケーションの場でもあります。その現場での「除去食」は患児にとっては「ふつうの食べ物」であっても、一般の子どもたちにとっては「特別な食べ物」なのです。ですから、「除去食」が集団生活の「和」を乱さないものとなるような配慮が必要となってくるのです。

実際に、大阪府内の保育所と小学校から、「先生、どうしたらいいでしょうか」と相談を受けた事例では、

「砂糖は体を冷やすから、砂糖を除去してほしい。でも果物はＯＫ」

「ふつうの豆類はいいが、サヤエンドウだけは家族で食べないことにしている。食べたことがないので除去してほしい」

「うちの家族ではパンは食べない」

などと言ってくる親がいるのです。

そのとおりに書かれた医師の診断書まで提出してくる場合もあって、現場の先生方は全く困り果ててしまいます。宗教的教義に基づく「豚肉除去、牛肉除去」のような例を除けば、明らかに「わがまま・好き嫌い」のレベルであり、保育・教育現場をむちゃくちゃにしてしまうのです。混乱なんていうレベルの事柄ではありません。

表 1-5　食物アレルギーの種類と学校管理におけるランク分け

	非即時型食物アレルギー	即時型食物アレルギー
症　状	アトピー性皮膚炎	アナフィラキシー／気管支喘息発作
除去ランク	部分除去	完全除去
献立面	原因食物そのものを除去	微量な混入にまで注意
調理の実際	患児の献立を熟考する	調理中の混入に注意／調理器具を患児専用に
配膳面	取り違えに注意／名札の確認	
給食中	自己管理／友だちのものを食べない	自己管理＋周囲からの飛散に注意

注：患児の多くは食物アレルギーの診断がつき，就学時までの食事治療によって，症状自体の改善と，「なにが食べられないか，食べるとどうなるのか」が，かなりはっきりとしている場合が多くみられる。

◆症状のタイプ――即時型と非即時型

食物アレルギーの症状の現れ方は、「即時型食物アレルギー症状」（以下、即時型と略す）か「非即時型食物アレルギー症状」（以下、非即時型と略す）かの二種類に大別されることはよく知られています。

給食や集団生活で注意が必要な場合は、明らかに「即時型」を呈するものに限られるべきだといえるでしょう。しかしながら、「非即時型」であってもゆるやかな除去の対応は必要とすることもありますので、個々の患児の症状を見極めた給食対応のランク分けが重要となります（表１－５）。

ここで、もっとも注意を要するのは、「即時型」でアナフィラキシーの既往のある場合で、とくに「食物依存性運動誘発アナフィラキシー・ショック」の可能性がある場合です。両者の既往のある場合は、過去に起こした「即時型症状」発症時の原因食物（あやしき食べ物、疑わしい食べ物）の確認と、症状が出たときの時間を追った症状の経過（最初は口の中が痛くなって、その三分後に咳き込み出して……）と患児のバイタルサイン（顔色、呼吸、脈拍など）、最終的に症状が治まるまでの時間と治療経過などを含めた経過を明確にしておく必要があります。

◆給食における実際の対応

これらのランクをよく考慮して、実際に食物アレルギー児に対応する方法には、大きく分けて次のような五つがあります。

①別献立で原因食品を除去した特別食を提供。
みんなの食べている給食とは全くの別物となる。
②献立のなかの原因食品の代わりに代替食品を準備する。
例：カレーの日にはアレルギー用カレーを用意する。パンの代わりに米（一〇〇％）パンを用意するなど。
③献立のなかから原因食品を除き、残りを食べる。
例：おでんのなかの卵だけ除いて他のものは食べる。
④献立のなかから原因食品を避け、それに代わる食品を弁当として持参する。
原則的には給食を食べていくが、どうしても食べられないものが献立のほとんどを占めている場合に、そのときだけ弁当を持参する。
⑤給食をすべて中止して、最初からすべて弁当持参とする。
最重症タイプである場合もあれば、給食の対応がうまくできない場合もある。

上記のなかのいずれを選択するかは、先にあげた「ランク分け」を参考にして、患児、給食実施現場、親の対応状態などのバランスをよく考えて決めていくとよいでしょう。

●園・学校関係者の留意すべきポイント

本来ならば、給食にかかわるすべての人たちにアレルギーのことを知ってもらい、食物アレルギーをもつ子どもたちが安全で楽しい給食を食べることができるようにしたいと思いますが、私たちは現場の方々一人ひとりに直接思いを伝えることはできません。

そこで、藤田保健衛生大学小児科の宇理須厚雄教授のお許しを得て、宇理須先生のお書

書 名 お買い上げの書籍名をご記入ください。

ご購入書店名（ 書店）

●本書についてご感想など

●今後の出版物についてのご希望など

この本をお求めの動機	広告を見て（紙・誌名）	書店で見て	書評を見て（紙・誌名）	出版ダイジェストを見て	知人・先生のすすめで	図書館で見て

◇ **新規注文書** ◇ 郵送ご希望の場合、送料をご負担いただきます。

当社の出版案内をご覧になりまして購入希望の図書がありましたら、下記へご記入下さい。

（書名）	（定価）¥	（部数） 部
（書名）	（定価）¥	（部数） 部

郵便はがき

おそれいります
が切手をはって
お出し下さい

1078668

（受取人）
東京都港区
赤坂郵便局
私書箱第十五号

農文協
☎03-3585-1141　FAX03-3589-1387
http://www.ruralnet.or.jp/
読者カード係　行

◎ご購読ありがとうございました。このカードは当会の今後の刊行計画及び、新刊等の案内に役だたせていただきたいと思います。

ご住所　（〒　　ー　　）TEL：　FAX：	
お名前　男・女　歳	
E-mail：	
ご職業　公務員・会社員・自営業・自由業・主婦・農漁業・教職員（大学・短大・高校・中学・小学・他）研究生・学生・団体職員・その他（　　）	
お勤め先・学校名	ご購入の新聞・雑誌名

※この葉書にお書きいただいた個人情報は、新刊案内や見本誌送付、ご注文品の配送、確認等の連絡のために使用し、その目的以外での利用はいたしません。

●ご感想をインターネット等で紹介させていただく場合がございます。ご了承下さい。

●送料無料・農文協以外の書籍も注文できる会員制通販書店「田舎の本屋さん」入会募集中！
案内進呈します。　希望□

■毎月50名様に見本誌を1冊進呈■（ご希望の雑誌名ひとつに○を）

①食農教育　②初等理科教育　③技術教室　④保健室　⑤農業教育　⑥食育活動
⑦増刊現代農業　⑧月刊現代農業　⑨VESTA　⑩住む。　⑪人民中国
⑫21世紀の日本を考える　⑬農村文化運動　⑭うかたま

お客様コード □□□□□□□□□□

S06.01

園・学校関係者へ指導するポイント

１　重篤な食物アレルギー（アナフィラキシー、全身じんま疹）の予防

①事前に患児の原因食物、除去の程度、症状を聞いておく。できたら、これらの情報を保護者から文書で入手する。可能ならば、医師の診断書あるいは指示書も添付されることが望ましい。ただし、個人情報なので、その扱いには配慮が必要。

②スタッフ間で患児名と原因食物の周知徹底を図り、連絡を密にすること。

③ソバのような激烈な症状を引き起こすことがある食物は、最初から給食に出さないようにすることも考慮する。

④給食以外のおやつにも注意をはらう。

⑤食物依存性運動誘発アナフィラキシーの発症に注意をする。

２　配膳誤りによる事故発生の防止

①除去している食物を記した名札をつける。

②メニューを記載したカードを配膳盆にのせ、簡単に料理内容を確認できるようにする。

③調理時、配膳時、その責任者が必ずメニューを確認する。

④除去食から先に配る。

⑤食事中ならびに食事後の患児の観察を怠らないこと。

３　心理的、社会的配慮

①保護者、医療従事者、教育従事者の連携と患児への励まし。

②異なった食事内容でも楽しく食べられる雰囲気づくり。

③園や学校生活において、他の園児や児童と差がないような配慮をする。

４　献立作成、調理の際の注意点

①食品表示を必ずチェックする。特定原材料五品目（卵、牛乳、小麦、ソバ、ピーナッツ）は表示することが義務化されているので、表示を見れば含有している食品を避けることができる。しかし、表示を推奨されている二〇品目は義務化されていないので、表示されていないこともあり、注意が必要である。

②除去食療法に使う代替食品の一覧表を作成。さまざまな食品が開発、市販されている。各会社のホームページやインターネットの通販サイトなどで検索するとよい。

③除去食用のレシピをそろえる。

④可能であれば、除去食をつくるための専用の食器を準備する。混入が避けられる。

（宇理須厚雄「園・学校関係者への指導のポイント」「小児科診療」２００５・８号より一部加筆）

教職員の役割分担

①園長・校長の役割
　実施基準に照らし対応を決定／万が一症状が出た際の措置方法の確認（エピペン〈八六ページ参照〉の使用方法の確認）
②副園長・教頭の役割
　園長・校長の補助／保護者との連絡・いじめ問題の有無に注意
③学級担任の役割
　保護者との連絡／給食時間の配慮／患児の症状の把握と他の児童生徒への指導／緊急時の対応・連絡先の把握と確認
④養護教諭の役割
　患児の症状の実態把握／主治医・学校医との連携／必要であるならば、アレルギー専門医との連携、アドバイスをもらう／学級担任・学校栄養職員・校内職員との連携／万が一症状が出た際の措置方法の確認（エピペンの使用方法の確認）
⑤学校栄養職員の役割
　アレルゲン・除去食などの状況把握／対応についての協議／対応可否の報告／対応食の調理指示／必要であるならば、アレルギー専門医との連携、アドバイスをもらう
⑥給食主任の役割
　実態把握／保護者との面談／緊急時の対応確認
⑦調理員の役割
　除去食などの確認／対応食などの調理作業
⑧すべての職員のするべきこと
　最低限の食物アレルギーに対する勉強／養育者としての自覚

きになった「園・学校関係者への指導のポイント」をご紹介します（前ページ「かこみ」）。少し加筆してありますが、これらのポイントは私のクリニックでも実際に使用しています。

　園・学校側で給食の安全性を確保するために努力しなければならないことや、事故を起こさないために、親側と園・学校側の両方が押さえておかなければならない事柄などが簡潔に書かれています。もっともっと、細かいこともいっぱいありますが、まずこれらのことをよく話し合うだけでも十分に役立つポイントです。とくに、アナフィラキシーのような重篤な食物アレルギーの予防のためには、これらの対策をとることは怠ることができません。

●教職員の役割と努力目標

　実際に食物アレルギーとかかわっていくためには、教職員の役割分担（上記「かこみ」）を明確にしておく必要があります。もちろん、この役割分担というものは、「ある程度ここまでやったほうがいいよ」という佐守小児科独自の提案にすぎません。

本来ならば、患児にかかわるすべての人々によ〜く知っていてもらいたい事柄などもあります。あくまでも目安であるとはわかっていながら、先生方には目を通してもらいたいと思います。

（３）医療機関の協力も助けにして――医療機関側の課題

●診断書（指示書）の作成

受け入れる保育・教育現場側に対して、まず、除去しなくてはならない食品を記載した診断書（指示書）を作成しなければなりません。お母さんたち保護者から十分に聞き取り調査をし、食物ノートの確認、血液検査などを参考にして診断書をつくります。

その診断書に、該当患児の「これまでのアレルギー歴」を添えて、園・学校の担当者と保護者が話し合いをするようにすすめていきます。もちろん、A子ちゃんのようにくわしく書くにこしたことはありませんが、何度も言いますが、「アレルギーの素人」に読んで理解をしてもらわなければならないのですから、きちんと整理された書き方で、だれにでもわかりやすくしておく工夫が必要です。

しかし、私たち医師の本当の役割はこれで終りではありません。保護者から話し合いの結果を聞き、その園・学校の対応や体制を確認し、それに応じた指導をさらに行う必要があります。実際にあまりの対応のひどさに、医師を含めた三者会談を行う場合もあります。

診断書に記載する項目

①食物アレルギーの原因食品
②食物アレルギーの症状と惹起食品
　なにを食べて、なにが起こりうるか。とくに、アナフィラキシーの有無と、その症状ならびに惹起食品は必須。食物依存性運動誘発アナフィラキシーの有無。
③合併症
　アレルギー疾患（気管支喘息、アトピー性皮膚炎、アレルギー性鼻炎、アレルギー性結膜炎など）と他の疾患を記載する。
④除去すべき食品名と除去の程度
　除去すべき食品を、食品分類（鶏卵、牛乳、小麦など）で記載することを基本とする。それらの原因食物を細かく、加工食品まで記載するかはケースバイケースで考慮する。

●園・学校（市町村教育委員会）によって対応が統一されていない

市町村によって食物アレルギーの対応が統一されておらず、かなり細かい対応ができるところから、そうでないところまでさまざまです。一口に対応が統一されていないといってしまいましたが、医師側の対応さえまだはっきりとした統一見解が出ていないのですから無理もありません。

二〇〇六年に、やっと厚生労働省による「食物アレルギーの診療の手引き２００５」と日本小児アレルギー学会の『食物アレルギー診療ガイドライン』が出されたばかりです。今後これらを土台にして、学校の現実に即した「食物アレルギーの学校における給食・一般生活のガイドライン」でも発行されるといいなと思っています。

3　タイムスケジュールと進め方

ここまでで、給食のために必要な準備についてはご理解いただけたと思います。では、そのための資料の準備、園や学校との相談をどんなスケジュールで、どのように進めていったらよいのでしょうか。

以下に、どの時期までにどんな準備をしたらよいのかを参考までに示します。ただ、給食一つとっても、相談やお願いの相手は園や学校、ときには行政などさまざまです。相手のあることですし、これが正解ということはありません。これを一つの目安に準備を進められるとよいでしょう。

(1) 入園・入学が決まる前にしておくとよいこと

食物アレルギーのことを園や学校の先生方に伝えるための「準備の期間」になります。これまでに説明した、入園・入学が決まって園や学校の先生と面談するときに必要となる資料の作成をしておく程度で十分です。きちんと子どものアレルギーの原因と症状について整理しておくことが、のちのちの園や学校での生活をスムーズに進めるためにも大切になります。

ただ、私立の場合は、入園・入学が決まる以前にも見学会や願書の受け取りなどで、たいてい一度は園や学校へ行く機会があると思います。その際、相談窓口などで食物アレルギーについてどのような対応をしているのか、聞いておくとよいでしょう。

(2) 入園・入学が決まったらするべきこと

入園・入学が決まったら、とにもかくにも食物アレルギーがあることを園や学校に伝え、対応をお願いすることになります。

公立の保育所・幼稚園なら、市町村の担当課に申し込む際に食物アレルギーがあることを申し出ましょう。公立の小学校なら、秋に行われる入学時健診（入学前健診）で申し出ましょう。そして、後日、給食について面談の時間をいただきたいということを、きちんと伝えましょう。

なお、入学時健診では、事前にその健診の通知書と一緒に必要書類かアンケートが同封されていることが多いので、そこに食物アレルギーがある旨を記入しておくとよいでしょう。書類がなければ、当日に申し出ましょう。

私立の場合、入園説明会や入学説明会のときに、直接責任者である園長や学校長に申し出、給食についての面談を申し込みましょう。「園長や校長の対応でわかる気をつけるべきこと」（二五ページ）でも述べましたが、責任者の対応・回答でその園や学校の食物アレルギーへの取組みの雰囲気もわかります。

（3）入園・入学直前までにするべきこと

面談を通して、食物アレルギーを園や学校の先生方に理解してもらい、給食についての具体的な対応をお願いすることになります。面談の相手は、園長や校長、担任、給食担当の先生、栄養士、調理員、養護教諭などのほか、学校外で給食を管理している行政職員にまで及ぶこともあります。

実際には、担任の先生が決まる入園・入学の直前から給食の開始までの間に話し合いを行うケースが多いようです。あんまり早く面談しても、先生の異動などによって、また一からやり直しという場合もあるようです。

4　園・学校へのアプローチの実際――アトピッ子M君の場合

食物アレルギーをもつM君が数年前、某市市立小学校に入学するにあたり、M君のお母さんが実際に行った学校や行政へのアプローチのタイムスケジュールや進め方の記録をご紹介します（次ページ表１－６）。実際の時間経過や準備した資料の使い方などもわかり、たいへん参考になります。なお、現在、Ｍ君は学校においてなんら事故もなく、理解のある級友、先生方と楽しい小学校生活を満喫しています。

食物アレルギーをもつ児童に対する対応は、周知のとおり市町村の教育委員会によって、さまざまで、画一化したガイドラインすらない状況です。とにかく、教育現場において、本当に危険なこと、正しい情報の伝達が一番大切なことであるといえます。

実際にはなかなかすんなり進まないこともあると思いますが、愛するわが子のために、よい結果につながることを信じて、粘り強く取り組んでみてください。自分一人ではなにもできないことが多いので、近くで活動している「アレルギーの子をもつお母さんたちの集まり」を探して、いろいろと教えてもらうとよいでしょう。

（１）Ｍ君の病歴と症状

Ｍ君は、生後二か月のときからアレルギーを発症しました。はじめは軽い顔面の湿疹でしたが、しだいに全身に広がり、アトピー性皮膚炎と診断されました。

卵と牛乳に強いアレルギーがあり、過去に二回、牛乳が原因でアナフィラキシー・ショックを起こしたことがあります。アトピー性皮膚炎だけならまだしも、残念なことに重症の気管支喘息まで発症してしまいました。

一歳のときに、風邪を引いた後、喘息を発症しました。一歳のときだけで六回の入院を

表 1-6　小学校へのアプローチの実際

12 月　・通っていた保育所から市の教育委員会へ，患児のアレルギー全般の状況，現在の症状，園での対応，給食の実施状況などを伝達してもらう

■市の担当教育委員，給食委員と面談（資料 A を渡す）

◎食物アレルギーの重症度について理解を求める

↓

・教育委員会から小学校へ患児の入学を通知

1 月　■入学説明会・就学前健康診断

◎特設ブース（身体的問題の有無を申告するブース）で簡単に説明

3 月　■入学書類を学校に持参し，教頭先生，学校栄養職員に挨拶

◎再度，食物アレルギーの重症度について理解を求める（資料 A を渡す）

> **●提出した資料 A**
> 〈病歴のデータ資料全般〉
> ①アレルゲンとなる食物とこれまでの食物除去の過程
> ②医師による血液検査結果，診断書
> ③現在の服薬状況，入院歴など
> ④誤食してしまったときに起こりうる症状
> 肌に牛乳がかかったときに起こりうる症状
> ⑤万が一，事故が起こったときの搬送病院（某市市民病院，A 医師）
> 親への連絡方法など［「緊急時覚え書き」（47 ページ）の説明］

4 月　8 日 ■入学式〈クラス，担任発表〉

◎担任に挨拶し，個別の面談を申し込む

↓

10 日 ■上級生の給食の見学

◎運搬・かたづけ状態，食事中の状態，食器の洗浄などをチェック

■担任，養護教諭との面談開始（資料 B を渡す）

◎担任：主に給食についての要望（資料 A に基づいて話を進める）

◎養護教諭：起こるかもしれない症状とその救急対応について説明

> **●提出した資料 B**
> 「クラスのお友だちへの手紙」
> 絵本『むっちゃんのしょくどうしゃ』寄贈

↓

13 日 ■栄養士，教頭，担任との 4 者面談

◎除去食の内容，混入しないための配慮の説明

◎献立のチェックの方法の話し合い

◎給食室とのコミュニケーションをどう取っていくかの話し合い

↓

15 日 ■校長，教頭，担任との 4 者面談（資料 C を渡す）

◎アナフィラキシーを起こしたときの対応についての話し合い

> **●提出した資料 C**
> 「アレルギーをもつ子どもの緊急時覚え書き」

↓

5 月　■給食開始：給食の見学

◎配膳の仕方，机の向き，かたづけの様子，患児を含む子どもたちの様子などをみる

経験されています。それ以降も、六歳まで毎年一回は入院をされていたと思います。その入院のときも病院食で細かい除去食をしてもらっていました。

一歳半のときに保育所に入ることになりました。食物アレルギーに基づくアトピー性皮膚炎、重症気管支喘息の二つの病気ということで、最初から慎重にことを進めていきました。

なお、M君は入学前の時点で牛乳の完全除去を行っていました。

(2) そろえた資料をどのように使うのか（資料A）

①アレルゲンとなる食物とこれまでの食物除去の過程

これらは、「親が準備するべきこと」のなかの「表1-3　今までの症状のまとめ」（二一ページ）と「表1-4　アレルギー食物の除去状態」（二二ページ）をきちんと整理して提出しましょう。簡潔に書いたものであれ、くわしく書いたものであれ、どちらも表にしておくとたいへん見やすく、説得感があります。入園・入学時にわが子の病歴・治療歴を見直すよい機会ともなります。

②医師による血液検査結果、診断書

ＩｇＥ抗体検査や、ヒスタミン遊離試験（ＨＲＴ）の検査結果、食物日誌などの総合的判断で診断書を書いてもらうことです。最近ではＩｇＥ検査の結果だけでアレルギーの有無・強弱を判断しないことになってきています。ある食べ物の特異的ＩｇＥ値が低値を示していても、その食物が食べられないということはあります。患児の重症度管理のために

も正確な診断書が必要です。

③現在の服薬状況、入院歴など

気管支喘息など他のアレルギー疾患を合併している場合、園・学校での内服薬の服用が必要になっている場合があります。アトピー性皮膚炎ばかりに気をとられないようにしなくてはなりませんので、忘れずに伝えましょう。もちろん、この項目もきちんと表（六九ページ表3－1）に整理してだれが見てもわかるようにしましょう。

④誤食してしまったときに起こりうる症状と肌に牛乳がかかったときに起こりうる症状

給食の際に、気をつけていても誤食してしまったり、友だちの食べ物が肌に触れたりするということは十分ありうることです。肌に触れただけで症状が実際に起こるということなどは一般の人たちには信じられないかもしれませんが、それでも症状が起きること、そうしたときの症状は具体的にどんなものか（中身、時間経過など）を、きちんと伝えておくことが大切です。

⑤万が一、事故が起こったときの搬送病院、親への連絡方法などの説明

「今までの症状のまとめ」を作成するときに、実際に誤食の経験があるのかないのか、肌にかかったことがあるのかないのかを明記しておきます。誤食したときに起こりうる症状は、「ランク分け」（三一ページ表1－5）の「即時型」か「非即時型」かの発症に進展するのか、で対応します。つまり、軽度の反応が予想されるのか、重症のアナフィラキシーが予想されるのか、はっきりと伝えておきましょう。そして、その対応は「アレルギーをもつ子どもの緊急時覚え書き」（四七ページ）の記載内容に沿って進めてもらうように伝え

るとよいでしょう。

(3) まわりのお友だちや保護者に理解してもらうために（資料Ｂ）

資料Ｂの「クラスのお友だちへの手紙」の原文をそのままご紹介します。お子さん個人個人でアレルギーの症状は多少の違いもあるでしょうが、入園・入学時にまわりの子どもたちの理解を得ることはたいへん重要なことです。

Ｍ君のお母さんは、給食の始まる前に、Ｍ君のことを書いたお母さんからの手紙をクラス全員に配り、家庭で読んで聞かせてもらえるようにしました。また、食物アレルギーが特別なことではなく、みんなで食物アレルギーについて考えてもらえるように、保護者のみなさんあての手紙もつけ、理解と協力をお願いしています。自分なりの手紙を書くときに、この手紙を参考にしてください。

また、クラスの子どもたちにアレルギーのことを理解してもらうときに、Ｍ君の母親のように、食物アレルギーをもつ子どもの親である国本利香さんの書いた絵本『むっちゃんのしょくどうしゃ』（芽生え社）を寄贈して、役立ててもらうというのも一つの策です。食物アレルギーのこと、アナフィラキシーのことなどが、子どもたちにもわかりやすく書かれていますので、教育現場での説明にはこの本を利用すると話が順調に進むと思います。

●クラスのお友だちへの手紙

1年1組のお友達へ

Mのお母さんより

Mは生まれつきアレルギーがあり、卵と牛乳が食べられません。

卵が入っているものを食べたり、牛乳を飲むと、ゲーゲー吐いてしまったり、喉が腫れあがって、呼吸ができなくなったりしてとても苦しくなります。

給食は先生たちが、Mの体にあった食べ物を出してくれることになりました。

みんなと違う物を食べることもあると思います。

一人だけいいな・・・とか、ずるいな・・・とか思うかもしれませんが、Mも僕だけみんなと一緒じゃなくて寂しいなぁ・・・って気持ちを我慢してがんばっています。

かわいそうにとは思ってくれなくてもいいけど、卵と牛乳が体に合わない人もいるんだなぁと知っていてくださいね。

Mも早く大きくなって少しずつ食べられるように、いろんな物を我慢してがんばっているので、みんなで心の中で応援してくれたらうれしいです。

もし、卵や牛乳がMの給食に入りそうになったら、みんなで注意してあげてね。


（お家の方が読んであげてください）

父兄の皆様へ

息子のMは、食物アレルギーがあり卵や牛乳が口に入るとショック症状なることが有ります。学校給食では、除去食をしていただくことになりました。混入してしまう危険性も考え、クラスのみんなの理解と協力をお願いすることもあると思います。よろしくお願いします。そのことで、お家で子ども達から話に上がることもあると思いますが、そのときは、世の中にはいろんな体の人がいる、食べ物が体に合わない人もいるんだよと話してもらえると助かります。以前、おうちの方が病気だと言われ、「アレルギーの病気がうつるから手をつなげない」と言われたことがあり、親も子も少し傷つきました。

体質を一つの個性と考えてお互いのことを知り合って、理解し合えるようなクラスメイトになれたら、とってもうれしいなと思っています。

昨今、アレルギー体質の子どもが多い中、父兄の皆様にはすでにご理解していただけている方々も多いとは思いますが、どうかよろしくお願い致します。

Mの母より

（４）アレルギーをもつ子どもの緊急時覚え書き（資料Ｃ）

資料Ｃは、Ｍ君の緊急時の対応を各関係機関に周知お願いする目的で、学校、学童保育、市の児童福祉課、消防署に提出しました。

最近、患者会、医師、教育委員会などの合議によって「心臓疾患・アレルギーなどの子どもの緊急時覚え書き」を作成し、緊急時の連絡に活用している市町村が増えてきています。このような覚え書きを独自に作成し活用している医療機関もあります。

覚え書きには、緊急時の連絡先の優先順位、かかりつけ医院、担当医師、緊急時の搬送先、起こりうる緊急事態の内容、原因・禁忌となる食品・薬品などを記載し、関係各機関での相談の時に持参させています。アナフィラキシー病態の説明書も添付するとよいでしょう。

ここに、ある自治体の原本を参考に佐守小児科で作成した「アレルギーをもつ子どもの緊急時覚え書き」の記入例を示します（表1－7）。巻末に書式例を掲載しました。

5　宿泊のある行事はどうしたらいいの？

(1) まずは園・学校の先生に相談を

よく問題になるのが、お泊り保育、修学旅行など宿泊をともなう行事です。家族旅行でも同じですが、やはり食事が一番の悩みになります。まず、宿泊する施設が対応してくれるのか、先生に確認してもらいましょう。その際、寝具や部屋の環境などについての確認も、あわせてお願いしておくとよいでしょう。

近年、宿泊先で対応してもらえる場合が多くなっています。また、アレルギー対応の食

表 1-7 「アレルギーをもつ子どもの緊急時覚え書き」記入例

アレルギーをもつ子どもの緊急時覚え書き

私どもの子どもは食物アレルギーをもち，現在該当食物の除去を行っております。また，以前に「アナフィラキシー症状」を起こしたことがあります。この「アナフィラキシー症状」は進行しますと，もっとも重症な即時型アレルギーといえる「アナフィラキシー・ショック」を起こすことがあります。

子どもに関して，今わかっている限りの情報を提供いたしますので，「アナフィラキシー症状」発症時には緊急の対応をお願いいたします。

本人名	阪神虎吉　㊚・女	保護者名	阪神寅三
生年月日	平成 4 年 12 月 19 日	学年	4 年 2 組
住所	豊中市宮山町○－○－○	TEL（自宅）	06(6＊23)4678
学校・園名	千虎瑠小学校	担任氏名	野村幸代
緊急時連絡先	優先順位 ① 自宅		TEL　06-6＊23-4678
	② 父・仕事場・携帯		TEL　090-8＊64-1818
	③ 祖父：阪神虎之助		TEL　0666-99＊9-4649
	④ 佐守 Dr. 携帯		TEL　090-1＊44-9988
かかりつけ医院 ①	さもり小児科	病名など	卵・牛乳による アナフィラキシー・ショック
診療科目 カルテ番号	小児科 No.6788	TEL 担当医師	06-＊872-0348 佐守　友仁
担当医師不在などで上記の「かかりつけ医」に診療受け入れをしてもらえない場合（○印を入れて下さい）	(☆)第 2 の「かかりつけ医」として［病院②］（甲子園病院）へ搬送して下さい TEL　06(6＊55)8739　医師名　川藤 Dr. ☆必ず受け入れてもらえる体制がある ☆その他		
バイタルサイン（生命徴候）が悪い状態の時（○印を入れて下さい）	(☆)まず，かかりつけ医院①に連絡し，指示を仰ぎ，受け入れてもらえる体制がある「かかりつけ病院②」に搬送する ☆第 3 次救急医療機関又は救急告知病院へ搬送する ☆その他		
起こりうる緊急事態の内容	生卵の摂取により，アナフィラキシー・ショックの既往があります		

◆原因となる食物　（運動との関係：(あり)　なし　）◆

☑ 鶏卵　☐ 牛乳・乳製品　☐ 小麦粉　☐ カニ　☐ エビ　☐ ソバ　☐ ピーナッツ
☐ イカ　☐ キウイフルーツ　☐ マンゴー　☐ バナナ　☐ 大豆　☐ その他

記入年月日：○○○○年 ×× 月 ×× 日
記 入 者：　阪神　寅三　㊞

事をつくってくれる施設や、個別対応のアレルギー食を冷凍宅配してくれる会社もあります。もし対応してもらえない場合でも、自宅から代替食を持参するとか、宅配を利用するとよいでしょう。

(2) 訪問・滞在する施設に直接確認を——ダメもとでお願いしてみよう

気になる点があれば、先生の了解を得たうえで、直接施設に確認するのがベストです。修学旅行ではありませんが、佐守小児科でも患児の家族の方から、「東京ディズニーランドに行きたい」「ユニバーサル・スタジオ・ジャパンに行きたい」との相談をよく受けます。東京ディズニーランドは原則として、食事の持ち込みが禁じられています。しかし、さすがに夢を売るテーマパークです。事情をお話したところ、きちんと対応してくれました。対応できる食材に限度はあるものの、十分に満足のいく食事が提供されています。

海外旅行の相談も多く受けます。現地の食事とともに、機内食についてよく聞かれます。日本航空や全日空では、食物アレルギーをもつ子ども向けにアレルギー物質を除去した食事を特別食として提供してくれるとのことです。ホームページ上には対応できる路線と、食品の種類と、除去の程度も示されています。ただし、空の上のことですから、完璧を求めないほうが無難です。お願いする際には専門の医師と相談のうえ、無理のないように進めていきましょう。

事前にきちんとお願いすれば、最近ではかなりのレベルまで対応してくれるはずです。利用先のホームページなどにもあたりながら、安全に快適な旅行を楽しんでください。

第2章

園や学校で日常生活の注意点

1　プールはどうしたらいいの？

(1) プールにまつわる四つの問題

一言に「プールの問題」といいましても、その内容はさまざまですが、およそ次の四点があげられます。

①プールの消毒に使う塩素の問題
②プール前後のスキンケアの問題
③紫外線対策の問題（屋外プールの場合）
④集団生活、園児・児童の「プールに入りたい」気持ちの問題

また、保育園・幼稚園のプールと小学校のプールとでは、その性格も位置づけも全く意味が違います。

（２）保育園・幼稚園のプールの場合

●塩素濃度が高いプールが多い――症状を悪化させることも

保育園・幼稚園では、なかには立派なプールをもっているところもあります。しかし、よほど大規模な園でない限り、小さなビニール製のプールか、せいぜい大きくても組立ての簡易プールというふうに考えたほうがよいと思います。

アトピー性皮膚炎の場合、一般にプールの塩素濃度が問題だとよくいわれますが、保育園・幼稚園の場合はプールの中の雑菌・大腸菌が一番の問題点となります。プールに入る前にお尻をよく洗って入っている園児を私は見たことがありません。アトピー性皮膚炎で傷ついた皮膚に、大腸菌やその他の雑菌が付着して、皮膚の炎症を悪化させます。

プールの塩素濃度の管理は、ある程度大きなプールならば計算ができるのですが、小さなプールの場合には「えい！　これぐらい入れておけばいいや」とかなり適当にやっている先生がほとんどのように見受けます。とくにO－157による死亡事故が起こって以来、必要以上に高い濃度の塩素を投入していることが多いようです。

先ほども述べましたが、プールの塩素濃度が高いから、その塩素によって直接刺激を受けて皮膚に「かゆみ」や「痛み」などの影響がある場合もあります。塩素濃度の影響は鼻炎の悪化とか目の充血などにも現れてきます。また、塩素自体にも皮膚を乾燥させる傾向があるようです。

●個別対応のむずかしさ

スキンケアの項でも触れますが、アトピー性皮膚炎の治療では皮膚を清潔に保ち、乾燥傾向にある荒れた肌を保湿・保護してあげることが大切なことです。

そのため、プールから上がったら、スキンケアをしなければなりません。また、スキンケアの前には、シャワーをしっかり浴びて体についた塩素や雑菌を洗い流しておく必要もあります。

しかし、園児たちは自分で満足に体を拭くことすらできません。保母さんや園の先生方が、たくさんの園児たちの安全を第一に考えながらプールに入れるわけですから、常識で考えてみても、一人ひとりの子どもたちの体を丁寧に拭くことなど不可能でしょう。チャチャチャと拭くのが精いっぱいです。まして、シャワーを浴びさせてきちんと体を洗うとか、スキンケアとして軟膏や保湿剤をこれまた丁寧に塗るといったことを、してもらえるわけがありません。

事前に、親の時間が許せば、園の許可をもらってプールの時間に参加してみるのもよいでしょう。そのうえで、どのような対応がしてもらえるのか、園と相談してみるとよいでしょう。

●入る入らないの判断は？――気持ちの問題も大切だ

一口にアトピー性皮膚炎をもっているといっても、患児の皮膚の状態は日々変化し、治療・管理状況も千差万別です。乱暴に「プールはダメ」と言ってしまわずに、プールがある日の子どもの皮膚の状況をよく見て判断しましょう。とはいっても、子ども自身の「どうしてもプールに入りたい」という気持ちもあるでしょう。そんなときは、水遊び程度にするとか、入る時間を短くするとか、臨機応変な対応ができるとよいと思います。神経質になりすぎず、気持ちのうえで、子どもも親もお互いが納得できる妥協点も考えてみましょう。

ただし、医師の側からいわせてもらえば、かきむしって血が出てジュクジュクしているようなときは、やめておいたほうがよいでしょう。

（3）小学校のプールの場合

●入る入らないは、授業に参加するしないの問題に

小学校になってきますと、学校のプールに入るか入らないかという問題は、授業に参加するかしないかという問題に発展してきます。児童の場合も園児たちと同様に塩素の刺激の問題はあります。ただし、プールから出た後に十分にシャワーを浴び、脱衣場で必要なスキンケアをすることはできるはずです。いったん服を着てから保健室へ行き、養護教諭の先生の指導で薬を塗るのもよいでしょう。児童になると自分の肌の状態はかなり把握できるようになってきます。

体調のわるいときや、肌の調子がわるいときは、自分でプールの授業に参加するか、しないかの判断をつけられるように指導していきましょう。アトピーは本人に自主性をもたせることも大切なことです。

●シャワーは石けんを使って

十分にシャワーを浴びることができるかといえば、これも少し考えてあげる必要があります。塩素だけでなく、ごみや水あかを落とすためには石けんを使う必要があります。小学校のシャワールームで、落ち着いて体を洗っている子どもを私は見たことがありません。あわただしく級友たちとしゃべりながら、シャワーを楽しんでいる場合ではありません。

先生の指導のもとに、みんなよりも一〇分ぐらい早くプールを出て、シャワーを浴びることができるでしょう。一人だけでシャワーを浴びるということは、別の観点からいうと危険なことかもしれません。しかし、実際の問題として、クラス全員が参加しているとして、アトピーをもっている児童が一人だけという場合を除けば、そんなに危険だとはいえないと私は考えています。すべからく臨機応変で臨むべきだと思っています。

(4) 屋外プールでの紫外線対策は?

●泳いでいるときも防ぐ工夫を

屋外プールの場合の紫外線対策がどうしても必要となってきます。ふつう、プールではTシャツを着て入るようなことはしません。でも、そんなこと言っていないで、アトピーなんだから、Tシャツを着させてもらえばいいんです。最近では紫外線防御用の襟首が少しついていて、肩から上腕の部分が隠れるようになったスイムスーツみたいなものも、そんなに高価ではなく売っています。

Tシャツやスイムスーツの着用は、保育園や幼稚園では問題にならないことが多いですが、小学校ではなかなか認めてもらえない場合があります。

　数年前、私の患者さんが担任の先生にスイムスーツの着用を申請したら「授業だから、みんなと違うものは困る」と言われたことがありました。水着の指定があるわけですが、「全く頭のかたい（頭のわるい）先生やな」と思いました。結局、わざわざ診断書まで書いて、最終的には「ＯＫ」となりました。臨機応変、なんべんも言いますが、学校というところもすべてが「お役所仕事」なんですね。

　なお、休憩中も日陰に入るか、大きめのバスタオルなどで体を覆い、直接紫外線を浴びないようにしましょう。

コラム

「たれつき帽子」をかぶりましょう

　余談ですが、日本皮膚科学会では、日焼けは「皮膚ガンの発生率を高める」というデータを示し、園児・児童のプール授業の見直しを提言しています。私たち小児科医もわかってはいるのですが、そこまで言い切れてはいません。「プールは授業」という考えがありますので身動きが取れません。ただ、黙っていてもはじまりません。

　兵庫県川西市のある市立の小学校には、開閉式のテントが設置されています。たまたま、学校の体育館とプールの建て替え工事が予定されていたので、あるお母さんが市長にあてて「プールに紫外線対策を施してほしい」という手紙を出したところ、「前向きに検討します」との返事がきたそうです。

　どうやら以前から同じような要望があったらしく、かつ市会議員のなかにも同調する議員がいたそうです。開閉式テント実現に向けて、市会議員や地域の環境問題の活動団体などが協力し合って、さまざまな人と連絡を取り合い、ついに実現したそうです。チャンスとみんなの協力があれば、改革はできるものだと思いました。

　ちなみに、オゾンホールの影響が深刻なオーストラリアでは、国民の紫外線傷害に対する関心は非常に高く、紫外線対策としては学校教育関係に限らず、全国民をあげてさまざまな試みが行われているといいます。児童生徒の授業は、ほとんど野外では行われないそうです。屋外に出るときはＵＶカットの「たれつきの帽子」をかぶるそうです。

　「みんなと違うことをするのは少し気が引ける」というのが日本人のよいところでもあり、わるいところでもあります。しかし、園や学校に行くときに、絶対に制帽でなくてもいいじゃないですか！　ちょっと格好わるいかもしれないけれど、「たれつき帽子」をかぶりましょう。

●プールに入る前のスキンケア

実際にプールに入る時間帯によって違ってきます。なんべんも言いますが、どの時間帯でも屋外プールの場合は肩や腕、背中はTシャツやUVカットスイムスーツなどを使って防御しましょう。紫外線をなめてはいけません!!

◆午前中に入る場合

一般的には、あらかじめワセリン基材の軟膏を塗ってから入るとよいといわれています。しかし、ほとんどの軟膏は、その薬剤を溶かし込む基材に白色ワセリンを使っています。この白色ワセリンは紫外線を吸収しやすくする性質をもっているので、あまりすすめられません。

保険の適応はないのですが、大手某有名一流化粧品メーカーのスキンケア用品にも使用されている、高度精製ワセリン（商品名：サンホワイトワセリン）を使うとよいでしょう。高度に精製されているため、紫外線の影響を受けにくくなっていますし、実際の使用感は決してべとつかず、てかてかとしていません。荒れた状態の肌に高度精製ワセリンで幕を張ってしまって、水あかや塩素の刺激から守ってあげるとよいでしょう。

園児であれば、登園する前にお母さんが塗ってあげます。児童でも、あらかじめ家で塗っていっても、てかつかないのであまり目立ちません。授業中もお友だちの目を気にすることなく、プールに入ることができます。

◆午後に入る場合

午後の一時前後は紫外線が一番強くなってきています。高度精製ワセリンだけでは紫外線対策は十分とはいえなくなります。やはり、UVカットの日焼け止めクリームを使ったほうがよいでしょう。もちろん、肩や腕、背中はTシャツやUVカットスイムスーツなどを使って防御するのですが、それでも顔面、首筋、膝裏にはUVカットの日焼け止めクリームを塗ってから着用するのが理想的です。

●日焼け止めクリームの選び方

さまざまな効能・特徴を売りものとした日焼け止めクリームが売り出されています。次に簡単に選び方のポイントを示します。

①SPF値（日焼け止めの効果の目安の値）が、せめて35～50くらいのものを使う。

②紫外線吸収剤無配合のものを使う。

③なるべく、Water-Proof（水に溶けて流れないようにしてあるもの）ではないものを使う。水に溶けなくするために、かなりのべとつき感のある軟膏を使っていることが多いので、「プールから上がった後に、日焼け止めクリームを落とすために、専用のクレンジングクリームを使用してください」と書いてある場合もあります。本末転倒のような気がします。

④なるべく、大手の化粧品メーカーのものを使うほうが安心です。私の知る限りですが、花王や資生堂はアトピーの研究にかなり力を入れていて、実際にこれらのメーカーの製品は患者さんの評判もよいと思います。逆に「あぶない」のは、やけに「アトピー肌用」と強調している名もないメーカーのものです。そういうものは、慎重に使われたほうがよいでしょう。そして、そのような名もないメーカーの「アトピー肌用」とか「敏感肌用」な

どというものに限って、めっちゃくちゃ高価です。高ければよいものというわけではありません。

２　体育、運動会、野外課外授業

(1) 紫外線＋「土・砂、ほこりの汚れ」をどうするか

体育や運動会、野外課外授業での紫外線対策はもちろん必要です。プールの項でも触れましたが、ＵＶカットのクリームをうまく使う必要があります。

ただし、プールと違う運動会における問題点は、運動会当日はもちろんですが、長期間にわたる準備と練習にあります。ふだんの体育の授業でも同じですが、運動場で土やほこりにまみれてしまった患部、汗をかいてしまった患部を、どうスキンケアしていくかという問題です。

(2) 汚れ落とし＋スキンケアで対応

やはり、細かく担任の先生や養護教員の先生にお願いして、シャワーを使わせてもらうのが理想的です。最近の研究で、夏期の汗をかく時期にアトピー性皮膚炎の児童に学校で休み時間にシャワーを使ったところ、かゆみが減り、落ち着いて授業を受けることができたという報告があります。シャワーが理想ですが、ない場合はせめて汗をかいて汚れた部

分を流水で洗い流すことが大切です。洗い流せないような部分は、絞った濡れタオルで体を拭くようにするとよいでしょう。

園児では、あらかじめ絞った濡れタオルをもって行かせて、先生に手伝っていただき体を拭いてもらいましょう。そして、家に帰ったらすぐシャワーを浴びさせます。

スキンケアの仕上げは、子どもの肌にあった保湿軟膏・保湿クリームを使って、きちんとケアしましょう。児童なら自分でさせるのもよいでしょうし、園児ならスキンケアを親が忘れないようにしましょう。

3　指、手のひらに影響のある遊び

(1)　遊びを覚えさせない配慮も必要

粘土遊び、土遊び、砂遊び、ジャングルジムは主に保育園・幼稚園で、鉄棒・雲梯、登り棒などは小学校で問題となります。

これらの遊びは、幼児であれば一度その楽しさを覚えてしまったら、止めることはほぼ不可能となります。実際のところ、一度覚えてしまったらお手上げなのです。ですから、はじめから覚えさせないことです。覚えさせないといっても、砂場を見たら飛んでいってしまいます。じゃあどうするの？　砂場を見せない？　現実にはそれもむずかしいでしょう。

覚えてしまったら、指や手のひらの症状によって遊ばせるかどうかの判断を適切に行い、遊んだ後にきちんとスキンケアをするといった対症療法しかありません。遊ばせているときにも、ときどき痛みやかゆみがないか、子どもに聞いてみるとよいでしょう。症状がひどくなってくれば、遊びのなかで子ども自身も痛みやかゆみなどを感じていますので、遊びを切り上げる判断にもなります。

(2) 遊ばせるときの注意

●土遊び・砂遊び

土や砂は、猫やそのほかの動物の排泄物汚染などの心配があります。雑菌などもたくさん混じっています。それらがアレルギーの引き金になり、症状を悪化させる場合もあります。ですから、手首、手のひら、手指のいずれかに症状が出ていたり、傷があってジュクジュクしていたりするときなどは、絶対にやめさせるべきだと思います。

どうしても遊んでしまった後の対症療法としては、土や砂をさわった後によく手を洗って、その症状に合わせた軟膏療法をするしかありません。手袋をさせるという方法もありますが、その効果は確実なものではありません。それに、手袋をしてどろんこ遊びは楽しくなさそうですよね。たいへんつらいですが、砂場に近寄らせないなどの配慮も必要でしょう。しつこく言いますが、私の経験上、土遊びをしていて症状がよくなった人はいません。

●粘土遊び

粘土遊びでは、使う粘土の種類にも注意をすることが必要です。市販の子ども用の粘土には、油粘土や紙粘土のほかに、小麦からつくられた小麦粘土、トウモロコシからつくられたトウモロコシ粘土など、アレルゲンとなる素材が原料に使われているものがあります。小麦やトウモロコシの粘土で症状が起きたという話も数多く耳にします。

小麦アレルギーがある場合、粘土遊びでどんな原料の粘土を使っているのか、園の先生に確認してみましょう。そのうえで、自分の子どもは小麦粘土が使えないので、代わりに寒天粘土などを使わせてもらうようお願いします。ただ、最重症の小麦アレルギーの場合は、園を休んだほうがよい場合もあります。他の子どもが使った小麦粘土が乾いた後に、小麦成分を吸い込んでしまうこともありますので、無理は禁物です。

●ジャングルジム、鉄棒・雲梯、登り棒など

児童になって手の症状が出ていることは少ないといえますが、手のひらから指にかけて荒れている場合は、やめるように指導します。

4　花火、キャンプファイヤー

(1) 煙となった微粒子が問題

直接アトピー性皮膚炎とは関係ないように思われるでしょうが、問題になることが多々あります。

手持ちの花火には、さまざまな薬品が使用されていて、花火の煙には使われた薬品の微粒子が含まれています。それらの微粒子でもアトピー性皮膚炎の肌にはよくありません。キャンプファイヤーなどの場合も同じです。煙を直接吸い込むことで喘息症状を誘発することにもなりますので、注意が必要です。

また、保育園・幼稚園などでは、もちつき大会や焼きいも体験などがよく行われています。そのときに薪や落ち葉を燃やしたり、着火剤として石油製品を使ったりすることがありますが、それらの煙で喘息を起こすことがあります。

(2) マスクをさせて、肌の露出も控えめに

細かいことですが、煙が落ち着くまで少し離れたところにマスクをして待機させたほうがよいでしょう。もちろん、外で行われるので、肌の露出も控えめにするのが無難でしょう。

5　動物の飼育

(1) 情操教育には重要だけど、避けるほうが無難

動物の飼育は、たしかに子どもたちの情操教育には重要なものといえます。少し前にな

ります が、大阪の小児科の先生たちが「気管支喘息やアトピー性皮膚炎の患者たちがペットを飼うことの症状の改善に対する功罪」について議論をしたことがありました。「ペット賛成派」は「いやし効果」だとか「情操教育」（せっかくかわいがっているのに、引き離すのはかわいそう）などと言っていましたが、われわれ「ペット反対派」は「あかんもんはあかん！」としか言いようがありませんでした。

目先のことより将来的展望を考えなければなりません。絶対に、将来なにかかわるいことが起こってくる可能性が大きいことは確かです。避けることができるものは、やめておきましょう

(2) 動物と接するときの注意

教室内で小鳥、ハムスター、フェレットなどの小動物を飼育することは、教育としては大切な一つかもしれませんが、集団生活をする場ではもともと避けるべきだと私は考えています。なるべく廊下や、屋外で飼うことにしてもらいましょう。

屋外型のウサギ小屋や鶏小屋の場合、飼育当番があります。無理のない程度で患児の症状の程度に合わせて対応するようにしてもらいましょう。

移動動物園の来園や、遠足などで動物園に行くこともあります。全く駄目というわけにもいきませんが、少なくとも、花粉用のマスクを着用させたり、動物の毛がつかないように服装の生地にまで気を配ってあげたりしましょう。もちろん、手でさわったり、動物をだっこしたりすることができる「触れあいコーナー」の中に入ることは避けたほうが無難

です。また、事前に家族でその動物園に行ってみて症状が出なければ、安心して行事に参加させることができます。

6　掃除当番

(1) コントロールされていればOK――防止策は必要

大掃除も含めてふだんの掃除は、気管支喘息の症状がよくコントロールされている場合は、ほかの園児・児童と一緒でよいでしょう。とはいっても、念のためマスクや手袋をするといった防止策をしておいたほうがよいでしょう。ただし、アトピー性皮膚炎の症状がわるいときや、喘息の発作時には、先生とよく相談して対処してもらいましょう。

(2) 症状の悪化する危険が高いところには配慮が必要

掃除当番ができるかできないかは、場所や時にもよります。昇降口、わたり廊下などほこりの舞いやすいところは、症状が悪化する危険性の高い場所といえます。また、ちょっと調子がわるいときなどは、ふつうの場所でも症状が悪化することがあります。先生には臨機応変な対応をお願いしましょう。

7　建物・施設にまつわる問題

(1)温度管理の問題――とくに夏場の暑さ

最近では、学校に空調設備のあるところが増えてきていますが、ほとんどの学校ではないのが現状です。ないものねだりとなってしまうかもしれませんが、夏期に異常なほど温度の上がってしまう教室などの場合、やはり空調設備があるほうが過ごしやすいといえます。

実際に、私の患者さんで、重症のアトピー性皮膚炎の小学生が、医師の診断書を添えて教育委員会にお願いしたところ、空調設備を設置してもらった事例があります。教室の環境がわるい場合は、思い切って教育委員会に要望することも無駄ではないでしょう。やってみる価値は十分にあります。

(2)はんらんする化学物質の問題

ここまでいうと神経質になりすぎているという批判がくるかもしれませんが、化学物質過敏症は現実に多く認められています。

新築時の教室に限らず、増改築時・改修時にも注意が必要です。もちろん、設計の段階で化学物質に考慮されていれば問題はないのですが、地域・ＰＴＡに環境問題に積極的に取り組んでおられる方がいる場合を除けば、残念ながらそのようなことはまず望めないのが現実でしょう。

では、新築、増改築でできあがった教室が安全なものかどうかを見極めるためには、どのようにすればよいのでしょうか。

教室の安全性チェックポイントをご紹介します。チェックのうえ、改善できるところは改善してもらえるように要望するとよいでしょう。

●教室の安全性チェックポイント

①においはあるか？

実際に教室に入ってみて、異臭・刺激臭、変なにおいがしないかチェックする。必要であれば、専門機関に依頼して残留化学物質（ホルムアルデヒドなど）の濃度を測定してもらう。

②ベイクアウトは行われているか？

ベイクアウトとは、完成した室内をある一定時間、暖房加熱し、建材、塗料・接着剤などに含まれている化学物質を揮発させる作業のことをいう。

③換気扇の位置の確認

最近の建築基準では、強制換気が義務づけられています。給気孔と換気扇がきちんと離れた位置に設置されているかなどを見る。

第3章　園・学校での薬の扱いと緊急時の対処法

1　薬はどうしたらいいの？

(1) アレルギーに対する薬剤（内服薬）の必要性について

保育園・幼稚園の場合、一番幼い年齢で○歳児からの保育が始まります。○歳児でもアトピー性皮膚炎の発症があり、その子たちが入園しなければならない場合があります。アトピー性皮膚炎だけでなく、すでに乳児喘息を発症している子もみられます。

○歳児で一番よく使われているアレルギーに対する薬剤といえば、食物アレルギーの発症を予防するインタール内服用と、アトピー性皮膚炎などの皮膚症状のかゆみを抑えるために使われる抗アレルギー剤（ザジテン、セルテクトなど）です。私たち医師は、インタール内服用でさまざまなアレルゲンの腸管からの進入を阻止し、抗アレルギー剤でアレルギー反応を抑え込むことを期待して使用します。

どの年齢の場合でも、アレルギーをもつ子どもを保育園・幼稚園に預ける場合、お母さんたちは、われわれ医師の指示どおりに薬を飲ませようとなさるはずです。しかし残念なことに、保育園・幼稚園で投薬を拒否されたり、あまりよい顔をされなかったりする場合がみられます。それは、「投薬行為は医療行為」という考え方があるからなのです。たしかに、保育園・幼稚園側の気持ちもよくわかります。風邪薬を飲ませて登園させたり、微熱ぐらいなら保育所に放り込んだりして仕事に出かけてしまう親たちが、いっぱいいます。

保育園・幼稚園で薬を飲ませることは、一つ間違えれば「薬の内服方法の間違いの問題」「飲ませるべき子どもの取り違え事故の問題（違う子に飲ませちゃうこと）」「子の容態の急激な変化と『投薬』との因果関係の有無の問題」など、さまざまな「責任問題」が生じてくるからです。

(2) じゃあ、薬剤（内服薬）はどうすればいいの？

まず最初に、先生方によく説明をしておかなければなりません。「わが子のアレルギー症状の原因とその症状の出方」と、「なぜその薬が必要なのか」という関係を十分に先生方に理解していただくことです。

アレルギーをもつ子どもたちが必要とする薬（先にあげたインタールや抗アレルギー剤などでは）は、

①多少の用法用量の飲み間違いがあっても、ほとんど副作用が出ない薬であること、
②子どもの健康を維持し、アレルギーの発症を未然に防ぐための投薬であること、
③治療上必要な薬であること、

などです。

もう一つ忘れてはならないのが、日本保育園保健協議会が二〇〇〇年九月にまとめた「保育園とくすり」というガイドラインです。それによると、

①主治医から乳幼児に処方された薬は、元来その保護者が与えるべきものである。

②保育園において、やむをえず保護者が与えることができないときは、保育園は保護者から所定の「連絡票」を求めたうえで協力する。

とされています。

連絡票には、その薬が医師の処方によって投薬されたものであることを記し、薬の使用方法や保管方法を明記することとなっています。表3－1に記入例を示し、巻末に書式例を掲載しましたのでご利用ください。

ただし、すべての保育園・保育所がこの日本保育園保健協議会に加入しているわけではありませんので、このガイドラインの存在すら知らない場合もあります。ただ、やみくもに断られた場合、このガイドラインの存在をそっと示し、「こんな連絡票がありますので、よろしくお願いします」と、連絡票を提出してみましょう。きっとよい方向にことが進むと思います。一部の都道府県の私立幼稚園の組合では、このガイドラインを紹介し参考としているところもあります。医師の診断書もつけて、あたって砕けてみましょう！（実際に砕けてしまってはいけませんが……）

日本保育園保健協議会
事務局ホームページ
http://www.nhhk.net/

表3-1　連絡票記入例

連絡票（保護者記載用）

平成　年　月　日記

依頼先	保育園名　〇〇〇保育園　宛
依頼者	保護者氏名　印　連絡先　電話 子ども氏名　男・女　歳　カ月　日
主治医	電話　06－68＊＊－61＊＊ （　佐守小児科　病院・医院）FAX　〃
病　名 （又は症状）	食物アレルギーに基づくアトピー性皮膚炎

（該当するものに〇、または明記）

(1)持参したくすりは　平成19年　1月14日に処方された28日分のうちの本日分

(2)保管は　(室温)・冷蔵庫・その他（　）

(3)くすりの剤型　(粉)・液（シロップ）・外用薬・その他（　）

(4)くすりの内容　抗生物質・解熱剤・咳止め・下痢止め・かぜ薬・外用薬（　）

調剤内容：
インタール内服薬

(5)使用する日時　平成19年　2月　1日～　2月28日　午前・午後　時　分
又は 食事（おやつ）の　分前・　分あと
その他具体的に（食事の15～30分前に微温湯20mlにとかして下さい）

(6)外用薬などの使用法

(7)その他の注意事項
食物アレルギーの発症を予防するくすりです
薬剤情報提供書　(あり)・なし

保育園記載

受領者サイン　保管時サイン　月　日　時　分

投与者サイン　投与時刻　月　日　午前・午後　時　分
実施状況など

(3) 保育園・幼稚園でのスキンケアと外用薬の使い方

よく診察の終りに、お母さんから「保育園で塗ってもらいますので、×××の塗り薬をもう一本余分にください」と言われることがあります。私は、「保育園では塗らないほうがいいよ、やめときなさい」と答えています。

あくまでも私見ですが、スキンケアに使う市販薬も、医師から処方される塗り薬も、基本的には保育園・幼稚園で塗ってもらわないほうが賢明であると考えています。その理由は、大きく分けて二つあります。心の問題と衛生上（感染症などの危険）の問題です。

●心の問題

心の問題とは

①あなたは、赤の他人のジュクジュクした肌をさわれますか？

②そこに、手で軟膏を塗ってあげられますか？

③忙しいときに、きちんと塗ってあげられますか？

④薬を塗らなければいけない状態であれば、保育園・幼稚園に行かせないほうがよいのでは？

などです。

いざ患児を目の前にしたとき、①、②、③の理由で否定的な気持ちが起きないとも限りません。というか、自分の子どもではないわけですし、感情的に一瞬そうした「塗りたくない」という気持ちが起きることのほうがふつうではないでしょうか。そうした気持ちのまま薬を扱うと、無意識につい雑になってしまうものです。それが症状の悪化を招くことにもつながりかねません。また、敏感な子どもは、そんな大人の心を感じ取ってしまい、心に傷をつくってしまうことにもなりかねません。

④についていえば、それだけひどい状態のときは細菌感染にかかっている場合もあって、ほかの子に伝染する恐れもあるので、保育園・幼稚園に行かせないほうがよいと思います。また、そんなときは小さいお子さんほど、心が不安になっているはずです。アトピーはストレスも症状に影響しますので、症状がひどいときは一緒にいてあげることも大切です。回復の近道にもなります。

●衛生上（感染症などの危険）の問題

すごくショッキングな話なのですが、私の知り合いの皮膚科の先生から聞いたことを紹介いたします。その先生は、診察室では絶対に患者の肌にさわらないというのです。その理由は、感染防御、院内感染予防にあるそうです。皮膚科の先生が診察する患者は成人が多いからでしょうか。成人の湿疹には、一見ただの湿疹に見えても、さまざまな感染症が潜んでいる場合があるそうです。「なるほど」と、思わずうなずいてしまいました。

アトピー性皮膚炎で皮膚症状が悪化して、大きい病院に入院したことがある方は経験があると思いますが、病院での軟膏処置は、院内感染防止のためにゴム手袋を使用して行うか、ステンレスの「軟膏ヘラ」というものを使って処置をします。決して患部を直接手で触れることはありません。

乳幼児期のアトピー性皮膚炎は、とくに夏場には「とびひ」「ヘルペスウイルス」などに感染しやすいことも事実です。私たち医師は軟膏処置の仕方を説明する場合、塗る部分や塗り方を、実際に塗る親が理解できるまで細かく説明します。やってよいことと、やってはいけないこともたくさんあります。ですから、保育園・幼稚園の先生方が善意で塗ってくれていても、患児にとって必ずしもよい方向に向かうとも限らないものなのです。また、皮膚感染症を、ほかの子に感染させてしまう原因ともなりうるのです。

(4) じゃあ、スキンケアはどうすればいいの?

皮膚の状態がひどいときは、できる限り休ませて、自宅でスキンケアと治療をきちんとしましょう。保育園・幼稚園の先生の善意を感じれば感じるほど、軟膏などを塗ってもらうことは遠慮します。冬場で肌の乾燥がひどく、「せめて、スキンケアだけならば」ということならば、市販の保湿クリーム（花王のキュレルやザーネクリームなどがおすすめ）を塗ってもらうようにします。

(5) 児童になれば自分でやらせましょう

児童になれば、ほとんど自分で対応できると考えます。何種類かの薬をもたせて、学校の先生に指導してもらいながら自分で塗らせましょう。

2　アナフィラキシーについて

(1) アナフィラキシーとはなにか

ここで、アレルギーを語るうえで、どうしても触れておかなければならないアナフィラキシー反応について説明します。

●あっという間に起こり、放っとけば生命にかかわる

T君(七歳)は軽いアトピー性皮膚炎で、三歳ころまで卵を食べると皮膚の状態がわるくなり、卵白による食物アレルギーとして、軽い食物除去療法をしていました。最近は肌の調子もよく、よく加熱した卵を食べてもとくに症状の悪化も認められず、後は生卵だけを中止しているという、ごくふつうの小学一年生になっていました。

ある日、T君は風邪を引き、ひどい下痢の状態となりました。発熱もあり、いわゆる「感冒性胃腸炎」にかかってしまいました。食欲もなく、一度だけでしたが食べたものも吐いてしまいました。お母さんは、やわらかく炊いたご飯と、ちりめんじゃこ、キュウリの漬け物(市販品)を食べさせました。T君はちりめんじゃこと漬け物をふだんの三倍ぐらいの量を食べ、ご飯はあまり食べませんでした。

容態の変化は、その三分後から始まり出しました。まず、口の中がかゆくなりました。そして今度は、お腹が痛くなりました。その時点では、口の中のかゆみと腹痛ですから、

お母さんはちょっとしょっぱいものばかりを食べすぎたのかなと思う程度でした。

　五分後、激しく吐き出しました。吐いた後、顔全体が真っ赤になり、うなり声を上げ出し、しだいに呼吸が速くなり、咳き込み始めました。そして真っ赤だった顔が、みるみるむくみ出し、顔全体が倍ほどにふくれ上がったといいます。シャツを上げて身体を見たとき、お母さんは頭の中で「これが、アナフィラキシーだ」とピーンときたそうです。胸からお腹にかけて、じん麻疹様の盛り上がった湿疹がいっぱいでした。

　その間、約十数分間の出来事ですが、幸いにもお母さんには佐守小児科のアレルギー教室でアナフィラキシー・ショックのことを話してあったので、比較的冷静に一一九番をすることができ、救急車で某市立病院に運び、処置を受けさせることができたのでした。誠に冷静であったなと思いました。

●アナフィラキシーの定義

　一九〇二年に、アナフィラキシーの概念が提唱されています。ちょっとむずかしい話なのですが、「イソギンチャクの触手に含まれる毒素を犬に注射することによって免疫が生じることを期待したが、二〜三週間後に二度目の注射を同じ毒素を用いて犬に打ったところ、犬は嘔吐、出血性下痢などのショック症状を示し数分以内に死亡した」という報告がありました。このような現象は、免疫とは反対の意味をもつ現象と考えられ、防護状態(-phylaxis)とは反対(ana-)の状態という意味で、アナフィラキシー(anaphylaxis)と命名されました。

●アナフィラキシーの発症とその症状

食物が原因である場合には、

①Ⅰ型アレルギー反応を介する反応

そのほかには、

②抗生物質による反応

③異種タンパク（異種抗血清、タンパクホルモン、ハチ毒、アレルゲン）

という三つの経路による反応があります。

アナフィラキシーは特定の抗原に対するIgE抗体をすでに有する者にのみ発症し、肥満細胞・好塩基球から種々の化学伝達物質（ケミカルメディエーター）が遊離され、

●腸管ぜん動の亢進

●血管拡張、血管透過性の亢進

●気道平滑筋の収縮、気道の浮腫と粘液分泌亢進

●心筋機能抑制、心伝導障害

●白血球・血小板の活性化、凝固系の活性化

など、さまざまな臓器で臨床症状を起こしてきます。

以上のことを、T君の場合で考えてみましょう。

①特定の抗原に対するIgE抗体をすでに有する者：以前に卵アレルギーをはじめとするアレルギーがあり、IgE抗体の産生があった。

②腸管ぜん動亢進：急激にくる腹痛、嘔吐

③血管拡張：顔面の紅潮
④気道平滑筋の収縮、気道の浮腫と粘液分泌亢進：呼吸速迫、喘息様発作
⑤血管透過性の亢進：顔がむくみ、倍ほどにふくれ上がった。じん麻疹の出現などがみられた。

T君の場合は、お母さんがすぐに気づき、処置をしたのが幸いしたようで、
⑥心筋機能抑制、心伝導障害（心臓が停止する）、
⑦白血球・血小板の活性化、凝固系の活性化（血液が固まりやすくなったり、止まらなくなったりする）

までは進行しなかったようです。

●なぜ生命にかかわるのか

アナフィラキシー・ショックは、基本的には、血管拡張と血漿漏出による虚血性ショック（hypo-volemic shock）という病態です。しかし、多くのアレルギー症状とは異なり、

●気道平滑筋収縮による気道の閉塞（気管支のまわりの筋肉の動きがわるくなって気管が狭くなってしまうこと）、
●気道の浮腫・分泌亢進による気道の閉塞（気管自身がはれ上がってしまって内空が狭まり、かつ粘液が増えることによって狭くなってしまうこと）、
●血管運動性浮腫（血管の運動神経が麻痺して血管自体の弛緩と拡張を起こし、その結果浮腫を起こすこと。その麻痺が内臓全体を司る内臓神経領域に起こると、全身が一気に虚脱を起こし、ショックとなる）、

●じん麻疹

などのＩ型アレルギーの典型的症状が一気に出現します。

一つひとつのアレルギー症状がゆっくりと起これば、さまざまの生態は一つひとつの症状に対応できるのですが、アナフィラキシー・ショックの症状では、すべての症状がいっぺんにドカンとくるわけです。ですから、死に至ることもあるわけです。

●アナフィラキシーにどのように向きあえばよいのか

原因はなんであれ、アナフィラキシーを起こしたことのある場合には、患児のまわりの人々に、「この子は、アナフィラキシーを起こすことがあるのだ」ということを十分に理解していただく必要があります。

「アナフィラキシーに対する理解」は、なかなか口で言っても伝わりません。実際に一度でもアナフィラキシーが起きるところを目にした人でないと、この病態の恐ろしさは理解できないのです。一般の人々のみならず、内科や外科の先生方でも、アレルギーの救急現場を経験されていないと、「本で読んだことはあるけれど……」の程度である場合があります。先日、私が救急車を要請したら「アナ?　穴?　ハナ?　フィレ肉がどうしましたか?」と一一九番の電話口でのたまわった消防署員がいました。全く笑い話にもなりませんが、これが現実なのです。

そこで、佐守小児科として次ページのような依頼書を用意し、患児を取り巻く人々に対して注意とケアをお願いしています。もちろん、きちんとした診断書もつけて提出します。ただし、あまり過度にならないように気を配らなければなりません。あくまでも、目的

アナフィラキシーのまとめ

◆初期症状あるいは自覚症状

はじめはごく軽い症状から始まります。口内異常感、口唇のしびれ、喉頭部狭窄感、燕下《えんげ》困難感（のどの詰まった感じ）、四肢末端のしびれなど。

そして徐々に、心悸亢進、悪心、耳鳴、めまい、胸部不快感、目の前が暗くなった感じ、虚脱感、四肢の冷感、腹痛、尿意、便意などがあります。

◆最悪の場合

意識の混濁、喘息用発作、呼吸困難、ぐったり、血圧低下、意識消失、呼吸・心肺停止、死に至ることもあります。

(1) 前駆症状（摂取・接触後，数分で起こり始めます）

①接触部位が発赤，腫脹し，かゆがり出す
②急に元気がなくなる
③急に咳き込んだり，ヒューヒュー・ゼイゼイし始める
④急にお腹を痛がる

この4つの症状がイエローカードで，次の症状に進んでいく可能性があります。

(2) 初期症状を経て中等症へ

①口唇，まぶたなど顔面に発赤や著明なむくみ，腫張が起きてきたり，
②咳や喘鳴（ゼイゼイ，ゴロゴロ，ヒューヒューなど）をともなったり，
③肩で息をしたり，呼吸するたびに胸や，のどの下のあたりが陥没したり，息苦しさや胸の痛みをともなったり，
④体中に発疹やじん麻疹が出現したり，
⑤食べたものや血を吐いたり，下痢や血便をともなったり，
⑥顔色が不良で青白かったり，手足だけが妙に冷たかったり，
⑦めまいや頭痛や意識消失をともなったり，

と進んでいきますと，レッドカードです。救急を要し，最重症のアナフィラキシー・ショックへの進行を考え，次のステップへ進んでください。

C) 急変時，もしくは急変が十分予想されるときに，身近におられる方々にその場で実施していただきたいこと

①まず，落ち着いて対処してください。本人も落ち着かせます。
②人を集めるとともに，救急隊や保護者に連絡をとる。
③口から摂取した場合には，できれば吐かせる。
④身体に付着した場合には，脱衣する，洗うなどして取り除く。
⑤衣類をゆるめ，吐き気がなければ仰向けに寝かせ，状態を観察する。
⑥定められた薬剤があり，可能な状態であれば，吸入させたり，飲ませたりする。
⑦身体が冷えないように保温に努める。
⑧必要があり，行えるのであれば，救急蘇生を実施する。
⑨すみやかに，医療機関に搬送する。

などの措置です。

D) エピネフリンの自己注射器

エピネフリンの自己注射器（エピペン）を携帯，学校に保管されている場合は，その使用も考慮してください。

食物アレルギー，アナフィラキシーについて，ご理解のうえ，対応していただければ幸いです。内容の詳細に関するお問い合わせなどは，下記へお寄せください。

〒560-＊＊＊＊ 豊中市宮山町○－○－○ TEL 06-＊872-0348
医療法人 佐守小児科　　**院長　佐守 友仁**

○○○○さんを養育される方々へ

アナフィラキシーについて

このお子さんには，特定の食物などにより，

強度の即時型アレルギー反応（アナフィラキシー・ショック）

を起こす可能性がありますので，アレルギー的急変時の対応などについて，ご説明申し上げておきます。

以下のものには，強度のアレルギー反応を急激に起こし，生命にかかわることがありますので，その含有品をも含めて注意を必要とします。（○をつけたもの）

◆原因となる食物　（運動との関係：　あり　　なし　）◆
□ 鶏卵　□ 牛乳･乳製品　□ 小麦粉　□ カニ　□ エビ　□ ソバ □ ピーナッツ
□ イカ　□ キウイフルーツ　□ マンゴー　□ バナナ　□ 大豆
□ その他（　　　　　　　　　　　　　　　　　　）
□ 仮性アレルゲン（　　　　　　　　　　　　　　）

A）アナフィラキシーについて

誘因となるものとの出合いの後，直後から2時間以内ぐらいのごく短時間で起こり始めるアレルギー反応のなかで，劇症型に属するものがアナフィラキシーであります。場合によっては，ショック（急激な血圧低下）や喉頭浮腫による窒息や，喘息発作の誘発から死に至ることがあります。

食物によって起こることも多く，乳幼児では我慢しきれずに食べてしまったり，予想だにしなかったようなことで摂取してしまったりする場合が数多く見受けられます。

<実際に起こったアナフィラキシーの例を紹介します>

①こぼした牛乳に手が触れ，手を口にやり････発症
②ママが牛乳をを飲んだ後，しばらくたった後に頬にキスをし････発症
③マヨネーズを触った箸をママがなめて，その箸で食べ物を与え････発症
④ピーナッツを食べていたパパが，その手で氷を与え････発症

などなど

お子さんをこうした危険から守るためには，とりあえずは，お子さんの身近なところには，そうしたものは置かないことが重要で，周囲の大人たちの配慮が重要です。

B）救急を要する場合について

上に掲げたものを，皮膚に付着させたり，気道から吸入したり，口から摂取したりした可能性があった場合，まず次のようなことに注意をしてください。

は「こんなことが起こる可能性があるのだ」という認識をもっていただくことです。先に述べたように、医師でさえ「アナフィラキシーってなに?」のレベルですので、保育園や小学校の先生、保健の先生、校長先生方がご存知ないのがふつうだと思います。

アレルギーをもっているだけでも、周囲から煙たがられる場合が多いのが現状です。しかし実際に、患者の家族が周囲の人たちに依頼書をお渡しすると、関係者の間で話がスムーズに進むことが多いようです。

(2) 新しいタイプの食物アレルギー

最近になって注目されるようになってきた新しいタイプの食物アレルギー、食物依存性運動誘発アナフィラキシーと口腔アレルギー症候群についてお話しします。

●食物依存性運動誘発アナフィラキシー

食物依存性運動誘発アナフィラキシー(Food-Dependent Exercise-Induced Anaphylaxis:FDEIAn〈以下、FDEIAnとする〉)は、ある特定の食物を食べた後に運動をすると、じん麻疹から始まり、喘息様の症状などを経てショック症状にまで至るような、激烈な即時型のアナフィラキシー症状を起こすとされています。ある特定の食物の摂取が発症に関与していて、その食べ物を食べただけではなにも症状が出ないのに、食べた後に運動負荷をかけたらアナフィラキシーを起こしてしまうという、実に不可解な病気です。アレルギー専門医の間ではよく知られていますが、一般の医師にはあまり知られていないという現状です。不慮の死亡事故につながる恐れもあり、食物アレルギーのある人にかかわるまわりの人々が、「そんな病気・病態もあるんだ」としっかりと認識しておく必要があります。

◆なぜ起こるのか?

なぜそのようなことが起こるのかということは、残念ながらまだ解明されていませんが、「原因となる食べ物」プラス「運動」の組み合わせが必須条件ということは、はっきりしています。運動により消化管における食物アレルゲンの吸収量が増加することが、発症の重要な要因ではないかと考えられています。でも、それだけで説明がつくことではなく、さまざまな条件のもとでの発症が報告されています。

原因抗原となる食べ物としては、人によって違いますが、小麦、甲殻類、ソバ、魚類、果物が多いようです。とくに、小麦は約六〇%、甲殻類は約三〇%と、その二種類で原因のほとんどを占めています。

食後どのくらいたってから運動すると出るのかというと、食後から運動開始までの時間は六〇分未満が八五%、運動を始めてから症状が出現してくるまでの間隔は三〇分未満が七五%という報告があります。すなわち、食後早期の運動で発症しやすいとされています。

◆どんな人に起こるのか?

あまり幼児期に多い疾患ではなく、小学校中学年から成人にかけてが好発年齢とされています。具体的なケースとしては、「小学生が給食でパンとエビ入りのシチューを食べた後、昼休みに運動場でサッカー遊びなどの激しい運動をした直後に発症した」「運動部の中学生が、練習が終わって帰宅途中にパンと缶コーヒーを飲んだ直後に発症した」などということが知られています。

◆どうすれば防げるのか

では、どうすれば防げるのかを整理してみましょう。

今、わかっていることは、次の二つです。

①ある特定の食べ物＋運動で発症すること。

②体調のすぐれないとき、風邪気味のときなどにも起こること。

ある程度の原因はわかっていても、現在、ＦＤＥＩＡｎの初回発症を予測する方法はありません。最初から「僕はパン食べて運動したらあかんねん」とわかっている人はいるわけありませんので、起こってみてはじめてその存在を知るというのが現状です。ですから、実際に、予防としては二回目の発症をいかに阻止するかにあります。

ＦＤＥＩＡｎが一番よく起こっている場所はやはり学校ですが、初回の場合では本人も含めて、この病気のことをまわりの友人や先生方が知らないために、「あいつ急に倒れた、てんかんかも？」とされていることもあります。初回発症時の観察と対応を適切に行うことが、再発防止のためにも重要になってきます。養護教諭や保健体育教諭以外の先生方の認知度を高め、頭の隅っこにＦＤＥＩＡｎのことをちょっとでも入れておいてもらうだけで、だいぶ違うと思います。

残念ながら本人もよくわかっていないことが多いため、ＦＤＥＩＡｎの発作を何度も繰り返す場合もあります。先ほども触れましたが、原因抗原となる食べ物としては圧倒的に小麦、甲殻類、ソバ、魚類、果物が多いわけですから、それらの食べ物になんらかのアレルギーをもつ人は、最初からこのＦＤＥＩＡｎの存在を知っておくべきなのでしょう。

◆今やれることは？

ＦＤＥＩＡｎが発症するのは、「食べる＋運動」なんだから、

①運動前には原因となりうる食品を摂取しないことを徹底する。

②原因となりうる食品を摂取した場合には、食後二時間は運動を避ける。学校においては昼休みの運動を控えさせたり、午後一番の体育の授業を避けたりする。また、体育祭、マラソン大会などはその準備・練習期間にも注意をする必要がある。

③運動中に、皮膚の違和感やじん麻疹など前駆症状が出現した段階で運動を中止して、経過を観察する。経過観察なんて流暢なことをいっている場合ではないことも起こりうるので、ただちに担任教諭・養護教諭に連絡をとる。

④風邪気味のときにはとくに注意が必要で、ＦＤＥＩＡｎを起こさないまでも、ほかのアレルギー症状も出やすいので、決して無理はさせないようにする。

●口腔アレルギー症候群

口腔アレルギー症候群（Oral Allergy Syndrome：ＯＡＳ〈以下、ＯＡＳとする〉）は、ＩｇＥ抗体を介した即時型食物アレルギーの特殊型です。またはじめて聞くような病名が出てきたとお思いでしょうが、このＯＡＳが最近増えているのです。

運動誘発性喘息
（Exercise-Induced Athma: E―A）

運動誘発性喘息とは読んで字のとおり、運動によって誘発される喘息発作を指します。気管支喘息をもつ人で、先ほどの食物依存性運動誘発アナフィラキシーに似た機序で起こるとされています。ただし、食物の摂取とは因果関係は認められていません。

体育の授業の後や、マラソンの練習をした後、昼休みのサッカーの後など激しい運動の後に喘息発作を起こします。喘息発作とまではいかなくとも、やたら咳が出て止まらず、後の授業に集中できないといった症状を示します。この運動誘発性喘息は食物依存性運動誘発アナフィラキシーと一見よく似た症状を示しますが、その症状の発現する部位は呼吸器の症状に限られることで鑑別がつきます。

原因食物摂取後ほんの二、三分で、口腔内刺激感（かゆみ、ヒリヒリ、はれるなど）や咽喉頭閉塞感などの軽い症状から、アナフィラキシー・ショック症状を呈する重症例まで存在しています。

ＯＡＳでは通常の食物アレルギーとはアレルゲンの感作経路が異なるといわれています。発症の機序として、まず花粉アレルゲンにより経気道的、あるいは経皮膚的に感作されます。その後で花粉アレルゲンと交差抗原性（共通抗原性あるいはアミノ酸配列の類似性など）のある新鮮な果物や野菜を摂取することにより発症することがわかってきています。とくに、シラカバ花粉アレルギーとリンゴアレルギーの関係が有名で、シラカバ花粉アレルギーの人の約七〇％がリンゴアレルギーという報告もあります。

ＯＡＳは成人女性にとくに多くみられるといわれていますが、幼児や児童にも発症することがあります。心にとめておいてください。

（3）食物アレルギーによるアナフィラキシーの対処の実際

実際にアナフィラキシーが起こってしまったら、まず本人を安静にして横にならせ、呼吸を確保します。そして、まず冷静に人を呼びましょう。その後の本格的な対処は、ＦＤＥＩＡｎ、ＯＡＳの場合でも一般のアナフィラキシーと同じです。

アナフィラキシーの対処においてもっとも重要なことは、早期に医療機関で治療を受けることです。とくに、ショック症状が発現している園児・児童では、救急車などを手配して、一刻も早く医療機関に搬送して治療を受けさせることが求められます。

「食物アレルギーによるアナフィラキシー学校対応マニュアル（小・中学校編）」のURL
日本小児アレルギー学会
http://www.iscb.net/JSPACI/download/20050414_01.pdf

二〇〇五年の四月に、財団法人日本学校保健会から「食物アレルギーによるアナフィラキシー学校対応マニュアル（小・中学校編）」という小冊子が全国の小・中学校に配布されました。非常に簡単にアナフィラキシーのことや、学校におけるその対応についてが記載されています。しかしながら、残念なことに各校にほんの数部しか行き渡っておらず、かつその存在は一般教員の知らぬところというのが現状です。この小冊子はインターネットで公開されていますので参考にされるといいと思います。

アナフィラキシーが起こってしまったときの対応と、現場の方々が行うべき処置は次のとおりです。

◆保育・教育現場での対応の手順

①人を集めるとともに、救急隊や保護者に連絡をとる。

人を呼び集め、救急車などの手配を行うとともに、緊急連絡先リストの保護者に連絡をとってください。

②発作を起こした本人を落ち着かせる。

アナフィラキシー症状やショック症状を起こした本人を落ち着かせ、動き回らせないようにします。意識のある場合は、なにを食べたのか、なにがあったのかを聞きます。

③口からアレルゲンを摂取した場合には、できれば吐かせる。

摂取した食べ物が口腔内に残っている場合には、意識がある場合は自分で吐き出させるか、うがいをさせて口の中を洗います。ただし、意識がない場合には無理やり吐かせる必要はありません。

④身体に付着した場合には、脱衣させる、洗うことによって取り除く。

誤って牛乳をかぶってしまうことがあります。その場合は服を脱がせたり、アレルゲンが付着した部分を洗い流したりします。

⑤衣類をゆるめ、吐き気がなければ、仰向けに寝かせ、状態を観察する。

仰臥位《ぎょうがい》（仰向け）で下肢を一五～三〇センチほど高くする姿勢（ショック体位）をとらせます。

⑥定められた薬剤があり、可能な状態であれば、吸入させたり、飲ませたりする。

まだ始まりの段階で、摂取量がごくわずかな場合は、経口ステロイド剤（プレドニンやリンデロン）、経口抗ヒスタミン・ステロイド合剤（セレスタミン）などを内服させます。ほとんどのアナフィラキシー経験者は、これらの薬剤を処方されているのが一般的です。

⑦エピペンの自己注射器使用も考慮に入れる。

最近、エピペン（エピネフリンが入った注射器つきの薬）の小児用が、食物アレルギーに基づくアナフィラキシーに対して使用が認められています。しかしながら、保育・教育現場でのその使用方法にはさまざまな問題点があり、患者側と保育・教育現場側双方の十分な話し合いのもとに理解を深め、どの点でどう使うかの合意をしっかりと行う必要があります。また、法律的に親・医師以外の第三者に対する「エピペン施行・介助者の免責」の問題もしっかりと話し合っておかなければなりません。

症状が一時的に回復しても、数時間後にふたたび現れることがあります（二相性のアナフィラキシー）。そのため、症状が回復した後でも絶対に一人では下校させず、必ず保護者を呼び、ただちにかかりつけの医療機関に行くように手配してください。

子どもの急性アレルギーの自己注射薬―エピペン

エピペンは、諸外国では二〇年以上も前から使われ、ハチに刺されたとき、食物・薬物アレルギーを起こしたときに、急性アレルギー症状（アナフィラキシー・ショック）を一時的に緩和するために使われます。

エピペンの安全キャップを外して、太ももの前外側に押しつけると、中からポン！と針が出てきてプシュ！と注射される仕組みになっています。エピペンはあくまでも、医者にかかるまでの応急処置という位置づけです。

問題は、だれが注射するのかということです。アナフィラキシー・ショックが起きているのに、園児や児童が自分で打つのはよほどのことがない限り無理と考えられます。本人以外では親か医師のみが注射できることになっているようです。

添付文書には「本剤交付前に自らが適切に自己注射できるよう、本剤の保管方法、使用方法、使用時に発現する可能性のある副作用などを患者に対して指導し、患者、保護者またはそれに代わり得る適切な者が理解したことを確認した上で交付すること」となっています。

この傍点部分が問題で、園・学校の先生に注射してもらうには、一緒に病院でエピペンの説明を受けてもらわなければなりません。そんなことは、現実問題無理でしょう。しかも、だいたい注射を親、医師以外の第三者が打つこと自体が医療行為です。薬を園で飲ませることですら、医療行為と責任問題がかかわってくるのに、まさに命にかかわる「エピペンを打つ」ことは、たいへんな責任を負うことにもなりかねません。法律的整備をしていかなければ、エピペンの普及は望めないのが現状です。

（4）アナフィラキシーを起こしてしまったら――緊急時の対処法

●どんなに注意していても起こることがある

園・学校などの保育・教育現場で、誤食などによる事故や緊急事態（アナフィラキシーの発症）が起こった後で必ず問題となるのは、「事実認識・確認の甘さと遅れ」「家族への連絡の遅れ」です。これは、とくにアナフィラキシーに限ったことではありません。外傷などのすべての事故も同じです。しかし、私は過去にさまざまな「事故」の事例を経験していますが、患者家族と保育・教育現場とのコミュニケーションがうまくとれている場合は、「事故」が起きてもほとんど問題は残りません。事故は起こってしまったけれど、その後の処理がうまくいき、同じ事故を繰り返さないように今後のことについて協議を重ね努力していけば、問題はないのです。

アレルギーをもつ子どもをもつ家族が保育・教育現場に求めるのは、「完璧」ではなく「一緒にがんばってください」という姿勢です。ともに子どもの安全を守り、心のケアをしていくための、よりよい信頼関係を築いていくことが大切であるといえるでしょう。

しかし、十分に注意をしているつもりでも、アナフィラキシーは起こってしまうことがあります。ちょっとしたミスや誤食によって起こることが一番多いのですが、「え！　なんでそんなことしたの？」と、全く予期しないことから起こってしまうこともあります。

何度も言いますが、アナフィラキシーからアナフィラキシー・ショックに至ることは、どの年齢でも起こりうることです。では、アナフィラキシーを起こしてしまったらどうすればよいのか、はじめてその現場に直面したらどうしたらよいのでしょうか。

●A子ちゃんのお母さんの手記

私が数年来診察させていただいている、卵・牛乳・小麦に対する重症のアレルギーをもつA子ちゃんに、実際に起こった牛乳によるアナフィラキシー・ショックの事例を紹介します。A子ちゃんのお母さんがアレルギーをもつ子をもつ親の会に載せた手記を、そのまま転載します。

●お母さんの手記

「初めての牛乳によるアナフィラキシーショック――救命救急センターでの一泊入院」

うちの娘は卵・牛乳・小麦を中心に様々な食物を除去中の食物アレルギー児です。小麦と牛乳でアナフィラキシーを起こした経験があり、ほかアトピー性皮膚炎とぜんそくの症状がでます。小麦では何度もアナフィラキシーを起こしているのですが、牛乳によるものは後にも先にもこの話の一度きりです。

昨年の8月、3歳の時に娘の集団生活のためにA市からB市に引越しをして保育園に通わせ始めようとしたのですが、お目当ての公立保育所に空きが無く、空きが出るまでの待機中は認可の簡易保育施設にお弁当を持って通うことになりました。おやつやお弁当は全て持ち込み、そのほか生活全般に渡ってアレルゲンとの接触が危険であることを理解してもらって、順調に集団生活が始まったのですが……

給食と、午前午後2回のおやつの時間には子どもたちは牛乳を飲むのですが、娘は家から持ち込んだみんなと違う色のコップにお茶を入れて飲ませてもらっていました。しかし入園して一週間目、午前中のおやつの時間に保母さんがうっかりミスで他の子と同じようにコップに牛乳を入れて娘に渡してしまい、受け取った娘が一口飲んでしまったのです。その後すぐに散歩があり（今思えば何と恐ろしい状況……!!）その途中にじん麻疹が出始めて、保育園に戻った頃には「眠い」と言って眠ってしまい、給食前に起きて、給食を食べる前にお茶を飲んだとたん痙攣が起こって、やっと仕事中の私のところに電話がかかってきました。

「興奮したようになったり、目がうつろになって眠そうになったりを繰り返していて、様子がおかしいです（痙攣が起きているとは言われなかった）。午前中にじん麻疹も起きているので医者に行かせたほうがいいですか？」

「午前中に間違えて牛乳入りのコップを渡してしまいましたが、すぐ気がついて本人に『飲んだ？』と聞いたけれど『飲んでない』と言っていましたし、コップの中身も減ってなかったので大丈夫だと思うのですが……」

ただ、その時の娘の様子を電話でいろいろ聞いても初めてのことでわけが分からなかったので、とりあえず牛乳を飲んでいる可能性が高いと判断して、保育園から歩いて5分ほどのところにある、あらかじめアナフィラキシー発症時の緊急対応をお願いしていた開業医のところに連れて行ってもらうこととなりました。私はすぐ仕事場から離れて保育園に向かいました。

それから10分ほどして現場に向かう途中の私にまた携帯電話が。「娘さんの意識がなくなってしまったので、連れていった医院で酸素吸入をして救急車を待っています」。そしてまた10分して救急隊の方から電話「緊急時覚書に記載されていた市民病院ではもう対応できない状況ですので、輸送先を探しています、お母さんはその場で待機していてください」。またその5分して「××救命救急センターに輸送が決まりましたのでそちらに向かってください」。最寄りの駅から泣きながらタクシーを拾い、××救命救急センターへ向かいました。

結局のところ、初めて飲んだ一口の牛乳で、じん麻疹→痙攣→チアノーゼ→意識をなくすということになり、約2時間意識が戻りませんでした。今までは原因と思われる食べものを摂取してから2時間以内に、ゆっくりと広がる全身のじん麻疹と軽いゼーゼーぐらいまでしか経験が無かったので、本当に自分のいないところでコレだけのことがあっという間に起こってしまい、ただおろおろと泣きながら病院で娘の意識が戻るのを待っていただけでした。緊急時覚書に書いていた緊急の搬送先はB市民病院だったのですが、意識がなくなってしまった場合には緊急を要するのと、救命蘇生に強いところがよいということで、救急隊の方の判断で空きを確認してから××救命救急センターへ運んでくださったそうです。

約2時間の意識不明の後、意識が戻ったときに、改めて「アナフィラキシー」と診断されたのですが、その後も薬の副作用なのか、娘は血圧が低く、意識が混濁している状態が続き、発熱もし始めました。結局そのまま入院が決まりました。

そして一段落したと思ったのはつかの間で、次に心配になったのがやはり「食事」のことでした。意識が戻った娘がおぼろげながら力なく「おなかすいた」というので、何かちゃんとしたものを食べさせたいと思うのですが、緊急入院なので対応がしてもらえるかどうか不安でなりませんでした。以前に生後10ヶ月の時に腸重積でA市民病院に緊急入院したときは緊急だったために除去対応をしてもらうことができず、ひたすら〝ニューMA1〟ですごしたことが思い出されました。今回もドクターに相談したのですが、「除去が多い場合は家に一度帰って作って持ってきてもらえませんか」というお返事でしたので、仕事から直行したスーツにパンプス姿でぼろぼろの状態で、「食事を作りに帰る間に一体誰にココにいてもらえばいいんやろ」と、ぼーーっと考えて娘を眺めていました。

しかしすぐに栄養士さんが部屋にきてくださり、話を聞いてくださりました。栄養士さんご本人にもアレルギーがある話を聞かせてくださって、調味料や調理器具にまでこと細やかに先方から気を使ってくださったので、こちらからも遠慮せずに話すことが出来ました。

そして夕飯には「ごはんと人参のお吸物、インゲンとかぼちゃの煮物、豆腐、魚の煮つけと湯むきトマト」が出てきて、病み上がりの娘も食が進んでいました。

荷物を実家の母に頼んで持ってきてもらい、そのまま娘と二人で病院に一泊し、翌日の朝には娘の意識も話し方もすっかり元通りになって、昼前には退院することが出来ました。

ちなみに私からも娘に「牛乳、飲んじゃった?」と聞くと「ううん」、

「じゃあ、先生からもらった白いジュースは飲んだ?」

「うん、でもおいしくなかったからやめた」

……アレが牛乳だって認識が無かったんや……。

保育園側には入園時にアナフィラキシーについて、症状や経過と連絡のタイミングや対応についてなども細かく打ち合わせたと思っていたのですが、今回のことで更なる検討が必要だということも身にしみて分かりました。実際保母さんのミスに対して

主治医の佐守先生が大変立腹してくださったおかげ?で、事故後も私自身が冷静に保育園側と今後について話し合うことができ、アレから1年以上経つ間に公立保育所を2回変わりましたが、一度も大きな事故を経験することなく、元気に保育園生活を過ごしています。

今回、娘を助けてくれたのは周りのいろんな方の対応のよさだと思っています。ミスをした後の保母さんの誠意ある必死の対応、ドクターの応急処置、救急隊の人たちの判断、すべてのおかげで意識が無事に戻ったんやと。そして娘のために、今後も万一のためのいい環境づくりをしてあげられるよう、ドクターや保育所の方々と一緒に話して考えて、やっていきたいと思っています。

●保育・教育現場ですべきこと、親がお願いしておくべきこと

以上が、A子ちゃんのお母さんが書かれた文章です。実際にわが子がアナフィラキシー・ショックを起こした経験がないと、書くことができない文章です。この文章のなかにいくつかの大切なことが書かれています。この本をここまで読み進めてきたあなたなら、どの部分が大切なのかは、私がわざわざ説明する必要はないでしょう。

◆保育・教育現場ですべきこと

①該当する園児・児童の症状を正確に把握する。

②常に気を抜かないように心がける。

◆親がお願いしておくべきこと

①「アレルギーをもつ子どもの緊急時覚え書き」（四七ページ表1－7）を渡しておき、それに沿って対応してもらう。

②園や担任の先生になにか心当たりはないか、いつもと違ったことはなかったかを尋ねる。

③もう一度、第1章をよく見ておく。

●大切なのは二度と起こさないための「みんなの協力」

アナフィラキシーが起こってしまったら、「なにが一番大切か」ということです。だれかのミスで誤食したこと、させたこと、してしまったこと、などを責めることではないのです。ミスを起こした後の、すみやかな対応、処置、連絡、連携、事後対応・処理、そして「二度と起こさない」ということへの「みんなの協力」なのです。

文章中に私が「大変立腹した」とあるのは、「あんなに言ってたのに。ママたちは預かってもらっている立場で言いにくければ、ぼくも一緒に行って話すよ」と怒ったことです。私自身も悔しくてなりませんでした。

でも、それから後の保育園側の対応は見事でした。たしかに、A子ちゃんが「牛乳」というものがなんたるものか知らなかったわけですから、「牛乳飲んだ?」と聞かれたA子ちゃんの「飲んでいない」という答えを、保育園側が信じたことも仕方がないといえます。「ひやり、はっと」の事故の可能性があるとはいえ、まさかアナフィラキシー・ショックという事態にまで発展することなど、保育園側は思いもしないことだったでしょう。

PART Ⅱ

食物アレルギーの基本レッスン

第4章

食物アレルギーってどんなこと？
——その症状と原因の特定、診断

1　最近のアレルギー事情

(1) 原因はますます複雑化し、重症・難治化の傾向

私は平成四年から大阪府豊中市にて小児科院を開業していますが、アレルギー、とくに食物アレルギーをもつ乳幼児、児童の患者数は、この数年だけでも爆発的な勢いで増加しています。ほんの四〜五年前と比べてみても、患者さんの数、アレルギーの質は大きく変化しています。

変化したのはアレルギーの質だけではありません。私たちを取り囲んでいる「衣・食・住」や「環境」などが、ものすごい勢いで変わってきているのです。とくに、食生活の変化は食物アレルギーの重要な要因になっていると考えられます。

アレルギー性疾患という病態は、一つの要因から成り立つのではありません。さまざまな要因が重なり合って発症する症候群と考えるのが一般的になっています。このことは、

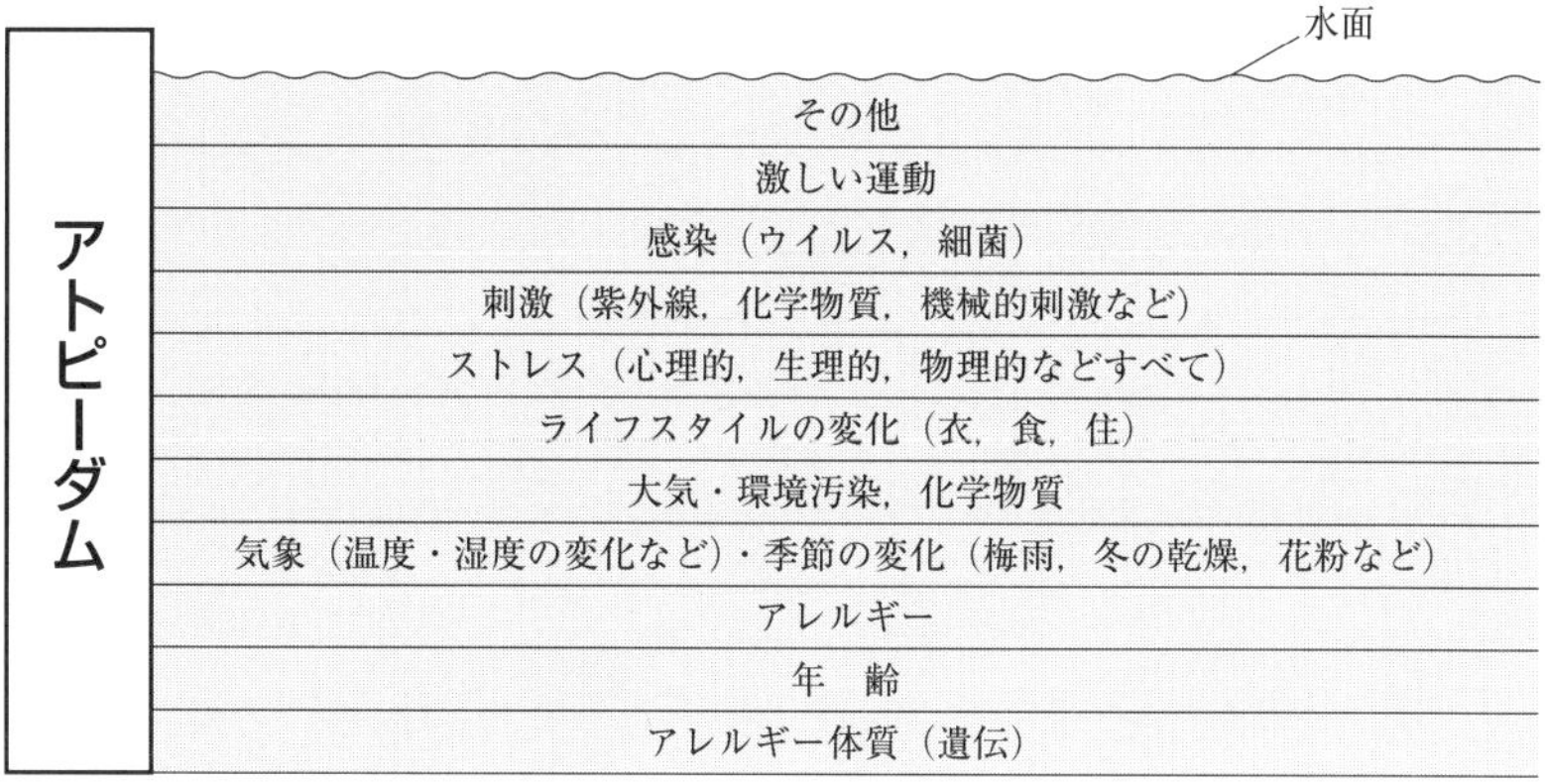

図4-1　アトピーダム

アレルギー性疾患のみならず、他の慢性疾患にも共通する概念として、とらえていただいてよいでしょう。

アレルギー性疾患の原因は近年ますます複雑化し、アレルギー性疾患自体が重症・難治化の傾向にあります。その複雑化した発症要因や要素のからまりをわかりやすく模式図で説明したのが、「アトピーダム」（図4－1）なのです。

ダムの高さはその人の「抵抗力」や「自然治癒力」を表し、ダムのなかにはさまざまな発症の要因があります。こうした要因が抑えられて、波が静かで水面がダムを越えなければ、病気は発症しません。しかし、一つの要因が大きく増えたり、いくつかの要因が同時に増えたりして水面が上がってダムを越えてしまうと、病気が起こってくると考えられています。

つまり、アレルギーは、アレルゲンの刺激だけでなく、体質、ストレス、大気・環境汚染など、さまざまな要因が重なって発症するということなのです。

（2）血液検査の結果のみで判断してはダメ!!

アレルギーの原因が複雑化している状況のなかで、血液検査などによる原因特定が治療を進めていくうえでは重要です。しかし、検査や検査値の示す意味をしっかり理解せず、血液検査の結果だけをうのみにすると、次の生後六か月のA子ちゃん（混合栄養）のようなことが起きてしまうのです。

「先生、この子は四か月のときに、全卵入りのおかゆを食べて全身にじん麻疹が出ました。近所のB医院で血液検査をしたのですが、『卵のラストが高くないから卵アレルギーじゃあない、ふつうに卵を食べていてもいいよ』と言われました。それでもこわくてしばらく卵をやめていたのですが、昨日、玉子とじうどんをあげたら、また顔が真っ赤になちゃいました」と、ママは半泣きになって私のところにやってきました。

これと同じような話がたいへん多くて、私は困っています。お母さんの話に出てくる「ラスト」という言葉は正式にはIgEラスト検査による値（ラスト値）のことです。IgEラスト検査については一二一～一二三ページでくわしく説明しますが、これは簡単に言うと、「特定の抗原に対して、過去に生体が反応したかどうか」がわかるだけの検査なのです。

また、IgE抗体は生後三か月ぐらいからつくられ始めます。ですから、ごく特殊な例を除いて、生後六か月未満に検査をして、値が低くても別に不思議ではないのです。しかし、実際には六か月未満でも、卵白IgEラストが一〇〇以上の高い値を示している場合もあります。おそらく、お腹の中にいたときの強い経胎盤感作があったと考えられます。お母さんが食べたものが血液中に入り、胎盤を通して赤ちゃんにも影響を及ぼすことがあるのです。そのため、「卵」なんか一度も食べていない生まれて三か月の赤ちゃんでも、ラスト値が高く出ることがあります。

表4-1　食物アレルギーのタイプ

	「はっきり型」 「即時型」	「かくれ型」 「非即時型」
アレルギー型	Ⅰ型	Ⅰ型以外，主にⅣ型
IgEの関与	あり	なし
症状の出方	食べてすぐ	食べてしばらくしてから

そういうわけで、とにかくＩｇＥラストの結果のみで「アレルギーではない」と判断してはいけないのです。決して血液検査の結果だけに惑わされないでください。

(3) 食物アレルギーは「かくれ型」が多い

食物アレルギーの症状の現れ方には、食べてすぐ症状が出てくる「はっきり型」（専門的にはＩｇＥの関係する「Ⅰ型」または「即時型」という、ＩｇＥ依存性反応）と、症状が出るまで時間のかかる「かくれ型」（「非即時型」、ＩｇＥ非依存性反応）の二つのタイプがあります（表４－１）。

「かくれ型」は「Ⅰ型」以外のアレルギー反応（一〇四ページ表4－3参照）と考えられています。食物アレルギーは「はっきり型」より「かくれ型」で発症する場合のほうがはるかに多いのが事実です。先ほどのＡ子ちゃんの場合は、実際に卵を食べたということではっきり症状が出ているわけですから、「はっきり型」になります。

Ｂ医院の先生は血液検査に頼らず、適切な卵に対する注意と指導をすべきであったと思います。これだけ食物アレルギーが騒がれているのに、まだこのような先生がときどきいることは、たいへん残念なことです。またこの場合、私ならば次なるアレルギーの発症を抑えるために、「牛乳、小麦」に対する注意を与え、ママの母乳の調整もしていきます。さらに、食物日誌（一〇六ページ以降参照）をつけ始めてもらい、アレルギー用のミルクの併用をするようにすすめます。

食物アレルギーには、「はっきり型」と「かくれ型」の二つのタイプが混ざり合っていることはよくあることなのです。このことは、食物日誌をつけることによってはじめてわかってくることが多いのです。くれぐれも血液検査の結果に惑わされないようにしましょう。

（4）即時型の要因では圧倒的に「卵」が多い

最近の疫学的調査では、日本の全人口のなかで、なんらかの食物アレルギーをもつ人がいる割合（食物アレルギーの有病率）は、乳児期で五～一〇%、児童期以降で一・三%程度とされています。全年齢を通じては推定で一～二%程度の有病率と考えられています。

厚生省（現・厚生労働省）の指導で、平成十～十一年度に行われた食物アレルギー全国調査では、全国の医療機関のうち小児科を併設する一〇〇床以上の二六八九病院を対象に、「食物を摂取後六〇分以内に、なんらかの症状が出現し、かつ医療機関を受診した患者」の発生の状況（患者の年齢、性別、摂取した食べ物、出現した症状の内容、疑わしい原因抗原のラストスコア、食物の摂取が偶発か負荷かなど）を、カルテをもとに調査し、全体で一四二〇の症例が集まりました。

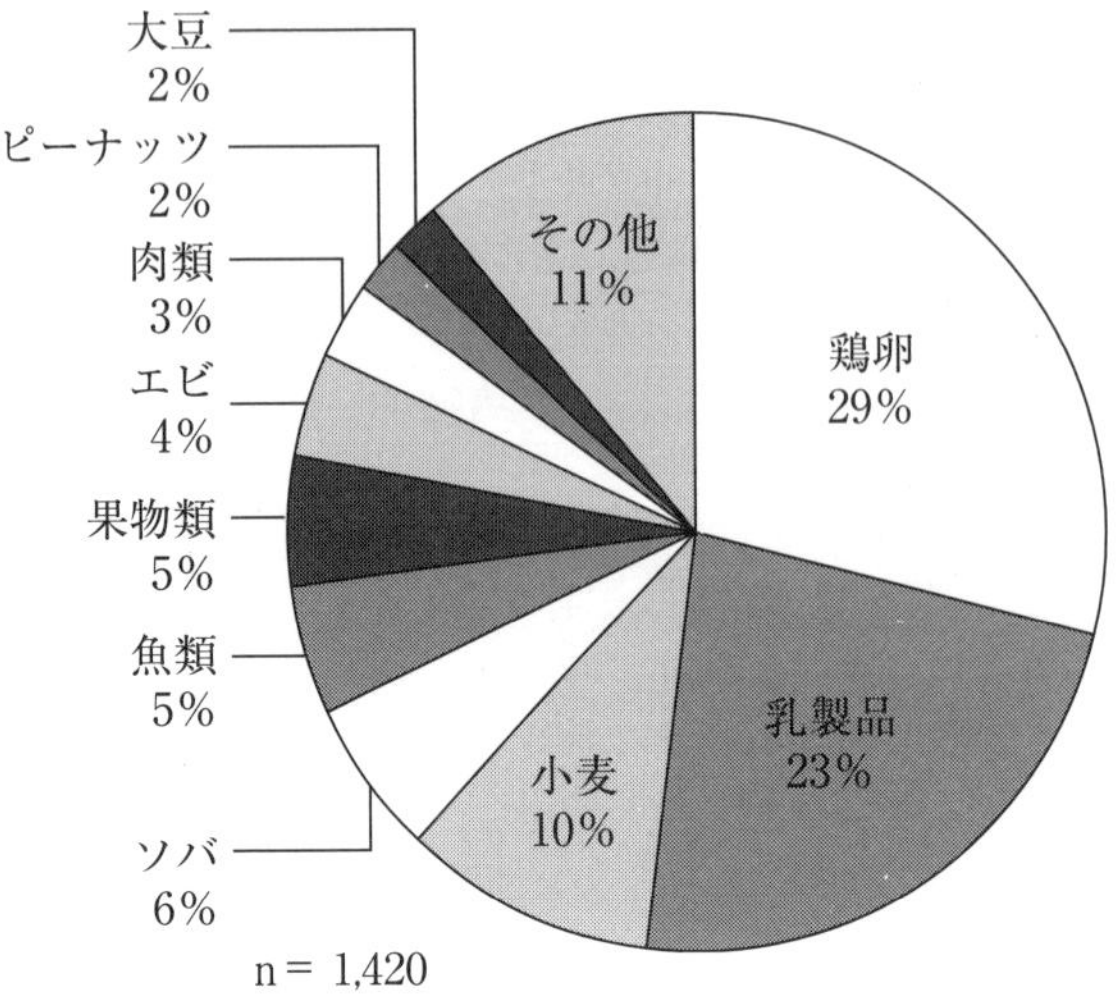

図 4-2　即時型食物アレルギーの原因食品

出典：平成 10 ～ 11 年度厚生省食物アレルギー全国調査より
注：n= 調査対象とした患者の総数。以下，図 4-3，表 4-2 も同じ

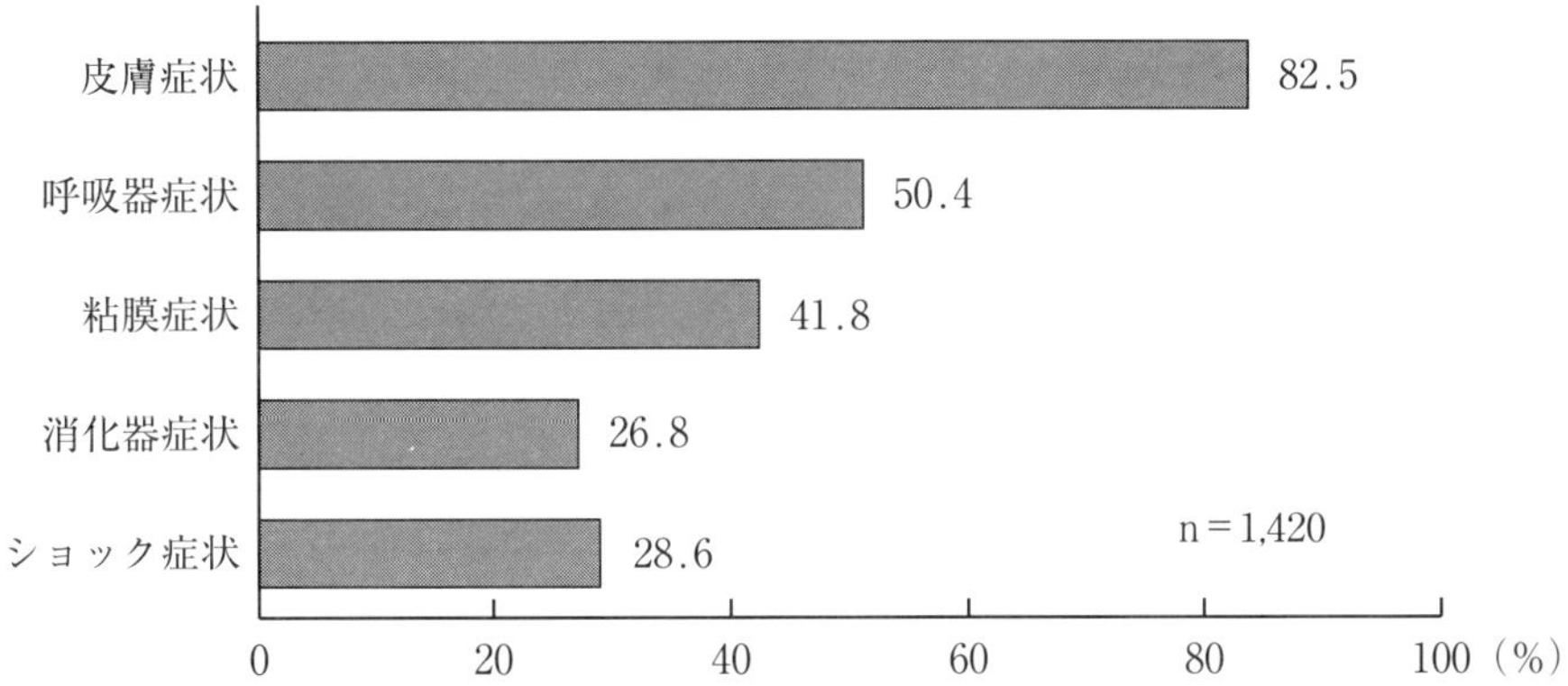

図 4-3　即時型食物アレルギー症状

出典：図 4-2 に同じ

表 4-2　即時型食物アレルギーの年齢群別原因食品

	0 歳 (n=416)	1 歳 (n=237)	2 ～ 3 歳 (n=289)	4 ～ 6 歳 (n=140)	7 ～ 19 歳 (n=207)	＞ 20 歳 (n=131)
1 位	鶏卵 47.4%	鶏卵 30.4%	鶏卵 30.8%	鶏卵 25.0%	ソバ 14.0%	魚介類 16.0%
2 位	乳製品 30.8%	乳製品 27.8%	乳製品 24.2%	乳製品 24.3%	エビ 13.0%	エビ 14.5%
3 位	小麦 9.6%	小麦 8.4%	小麦 12.1%	小麦 8.6%	小麦 10.6%	ソバ 12.2%
小計	87.8%	66.6%	67.1%	57.9%	37.6%	42.7%

出典：図 4-2 に同じ

その結果が図4－2、3、表4－2です。この調査では、調査対象を「六〇分以内に症状が出現し、かつ医療機関を受診した方」に限定したため、原因抗原としては一般の食物アレルギーの統計と若干の相違がありますが、大規模な疫学調査の結果からは次のような注目すべき点が見えてきます。

①〇～六歳までは圧倒的に鶏卵が多い。かつ、その割合が四七％から二五％へと減少している。やはり加齢とともに減少傾向にある。

②第二位の乳製品も、年齢が上がるにつれ、その割合は減少傾向にある。

③〇歳の時点から、第三位に小麦がアレルゲンとして認識されている。

④学童期以上では、ソバ、甲殻類、魚介類などが上位を占めるようになってくる。

このように、初期には圧倒的に卵がアレルゲンです。しかし、圧倒的に多い鶏卵も、四～六歳ごろまでには他のアレルゲン並みの割合になっています。これは、「腸の機能は三歳ごろまでには、ほぼ大人並みになる」といわれているためです。

また、年齢が上がるにつれ、調査される母数は少なくなっていきます。身体の機能もしっかりはたらくため、多くの場合は改善してくるものです。ですから、生まれつきの体質だからといってあきらめたり、投げやりになったりせず、まずは上手な付き合い方を見つけることを心がけていきましょう。

2　わかればこわくない！　食物アレルギーの正体

(1) 食物アレルギーの定義と分類

食物アレルギーとはなにか、再確認しておきましょう。二〇〇五年十一月に出版された、日本小児アレルギー学会食物アレルギー委員会編集の『食物アレルギー診療ガイドライン２００５』（協和企画発行、以下『診療ガイドライン』）によると、食物アレルギーの定義と分類は次のように表されています。

「定義：食物アレルギーとは原因食物を摂取した後に免疫学的機序を介して生体にとって不利益な症状（皮膚、粘膜、消化器、呼吸器、アナフィラキシー反応など）が惹起される現象をいう」

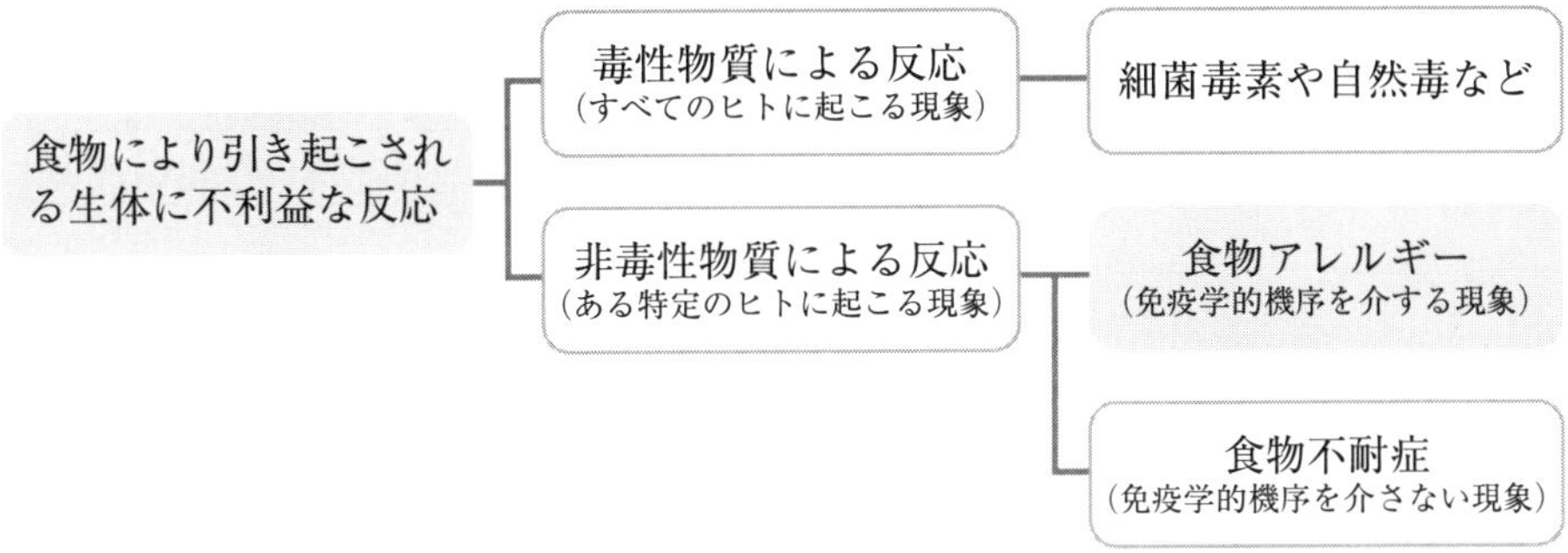

図 4-4　食物により引き起こされる生体に不利益な反応の分類
出典:「食物アレルギーによるアナフィラキシー学校対応マニュアル（小・中学校編）」（日本学校保健会）より

つまり、食物による不利益な反応全体を指しています。さらに、この不利益な反応は、細菌毒素や自然毒など毒性物質による反応と、本来ならば毒ではないはずの非毒性物質による反応の二つに大きく分けられます（図４－４）。今、私たちがふつうに食物アレルギーといっているものは、この非毒性物質による反応のなかに含まれます。

食物アレルギーは、前述したように、さらに「はっきり型」と「かくれ型」に分類されています。

(2) アレルギー反応の分類

●アレルギー反応が起こる仕組み

そこで、少しむずかしいですが、アレルギー反応の分類について説明します。私たちの身体には、一定のよい状態を常に保つ機能がそなわっています。これをホメオスタシスといいます。免疫反応というシステムもその機能の一つです。

免疫反応の特徴の一つとして、体内に自己にとって異物であるものが入ってくると、これを識別して、異物に対抗するための「抗体」と呼ばれる物質をつくり出し、異物を排除しようとする機能があげられます。この異物のことを「抗原」といいます。

本来ならば、身体にとって有利にはたらくはずのこの免疫システムが、

表4-3　アレルギー反応の4つのタイプ（Gell & Coombの分類による）

型	主症状	反応の例
Ⅰ型 即時型	アナフィラキシー様症状，じん麻疹，血管浮腫《ふしゅ》，気管支けいれん 急速な腹痛 呼吸器・循環器系の虚脱	化学療法時のアナフィラキシー，虫刺症，食物アレルギー
Ⅱ型 細胞障害型	溶血性貧血，循環器系の虚脱	不適合輸血にともなう重篤な溶血
Ⅲ型 免疫複合体型	免疫複合体の組織への沈着による組織障害	SLE（全身性エリテマトーデス），関節リウマチ，血清病
Ⅳ型 遅延型	口内炎，肺臓炎，接触性皮膚炎，肉芽腫《にくがしゅ》形成	結核，うるしかぶれ

ときに不都合な方向にはたらいてしまうことがあります。ふつうであれば異物にならないような物質を、間違えて「抗原」と認識してしまい、抗体をつくってしまうのです。

異物と認識された物質に対して抗体が反応すると過敏な症状を起こし、生体に障害をもたらします。これが「アレルギー」と呼ばれる現象です。アレルギー症状の原因となる物質（抗原）は、正常な免疫反応を起こす異物（抗原）と区別して、「アレルゲン」と呼ばれています。

ただし、体内でアレルギー反応が起こったからといって、ただちにアレルギー症状として現れるわけではありません。何回もアレルギー反応が繰り返された結果、ある一定のレベルを超えたときに、はじめてさまざまなアレルギー症状が現れてくると考えられます。このことは、治療や予防上も大切なポイントなので、ぜひ記憶にとどめておいてください。

●アレルギー反応の四つのタイプ

アレルギー反応の起こる仕組みは一様ではなく、Ⅰ型、Ⅱ型、Ⅲ型、Ⅳ型の四つのタイプに分類されます（表4-3）。気管支喘息、アレルギー性皮膚炎、アレルギー性結膜炎、じん麻疹など、一般にいうアレルギー疾患は、ほとんどⅠ型アレルギー反応が中心となって生じます。体内に侵入してきた異物（アレルゲン）を撃退する、免疫の主役にな

表4-4　食物アレルギーにより引き起こされる症状

皮膚粘膜症状	皮膚症状	瘙痒感《そうようかん》，じん麻疹，血管運動性浮腫，発赤，湿疹
	眼症状	結膜充血・浮腫，掻痒感，流涙，眼瞼《がんけん》浮腫
	口腔咽喉頭症状	口腔・口唇・舌の違和感・腫脹，喉頭絞扼感《こうとうこうやくかん》，喉頭浮腫，嗄声《させい》（かれ声），喉の痒み・イガイガ感
消化器症状		腹痛，悪心，嘔吐，下痢，血便
呼吸器症状	上気道症状	くしゃみ，鼻汁，鼻閉
	下気道症状	呼吸困難，咳嗽《がいそう》，喘鳴《ぜいめい》
全身性症状	アナフィラキシー	多臓器の症状
	アナフィラキシー・ショック	頻脈，虚脱状態（ぐったり），意識障害，血圧低下

出典：厚生労働科学研究班による「食物アレルギーの診療の手引き 2005」より

るのが体内につくり出される抗体です。

抗体は免疫グロブリンというタンパク質の一種で、IgG、IgA、IgM、IgD、IgEと略記されるいくつかのタイプがあります。それらのなかでI型アレルギー反応に関係してくるのがIgE抗体です。このIgE抗体の存在がアレルギー症状の重要なカギを握っています。

●食物アレルギーによる症状

食物アレルギーにおけるIgE依存性のI型アレルギー反応の役割は、はっきりとわかってきており、さまざまな症状を現します。皮膚・粘膜症状、消化器症状、呼吸器症状から、さらには全身性のアナフィラキシーに至ることもあります。かつて、食物アレルギーという概念は、アレルギー性皮膚炎と一直線に結びつけてしまわれがちでしたが、表4－4のように頭の先から足の裏まで、さまざまな症状で現れることがわかっており、全身に広がるものとしてとらえる必要があります。

食物アレルギーへの関心が高まるにつれて、ささいな軽い症状でも、すぐに医師の診察を受ける患者さんが増えてきました。また、一般の医療機関で、血清中の特異的IgE抗体を測定する機会も増えており、その解釈をめぐっては、先ほども触れたようにさまざまな問題が生じてきています。しかし、なんべんも言いますが、アレルギーの有無はIgEラスト値の数値だけでは判断できないし、判断してはいけないのです。

3　発見がいっぱいの食物日誌——つけ方とその読み方

こうして、食物アレルギーに関心が高まり、また身近に、現に食物アレルギーに悩んでいる人たちを見ると、食物アレルギーは他人事ではないと思うのは人情として当然です。そこで、自分に食物アレルギーがあるかどうかを調べてみるために、ここで食物日誌というものを考えてみましょう。

食物日誌は、食物アレルギーを発見し、それにどう対処していくかを見つける有効な方法で、一度つけ始めると発見がいっぱいあります。

(1) 献立の偏りも見抜ける食物日誌

食物アレルギーという考え方では、同じ食物を多量に食べる、あるいは少量でも毎日食べ続けると、その食物がアレルゲンになる可能性があると考えられています。アレルゲンにならないまでも、その食物に対して過敏な体質をつくることになってしまいます。

たとえば、体調のわるいときに、ふだんと変わらない食物しか食べていないのにじん麻疹が出たりすることがあります。「やっぱり、体調がわるいときはあかんね、駄目なんだ」と感じることが、日常生活では多々あります。

食物日誌というものは、アレルギーの原因食物を見つけることが目的のように思われがちですが、それだけではなく、患者ひいては家族全体の食生活全体を把握し、食物アレルギーの治療経過を見守り、症状を観察していくときの参考にもなります。

食物日誌を始めますと、ママたちは決まって次のような感想を言われます。

「ふだんは自分でも気がつかなかったことだけど、無意識のうちに同じような素材、献立になっている」

「毎日、いろんなかたちで卵や牛乳、大豆をとっていたのですね」

「あまり使っちゃいけないとわかっているけど、インスタントのものを使っているのに気づいた。手抜きが多いということやわ」

「自分の今までの食事が偏っている。同じようなもんばかり食べている。食べ物、献立のバリエーションが貧困だ」

「卵や牛乳が駄目やったら、なんも食べるもんがあらへん」などなど。

食物日誌は、過敏食物やアレルギーの原因食物を見つけていくこと以外にも、家族みんなの食生活を見直していくことにもなり、みんなの健康につながっていくのです。

たった三日間つけただけでも、けっこうわかってくるものなんです。「なにがわかるか！」と思われるでしょうが、まずつけ始めてごらんなさい。みなさんの食生活の一端を垣間見ることができます。

実際に、二〜三週間ほど食物日誌をつけてみますと、一日一日の献立ではなく、一週間単位の食のバランスを見ることができます。なんの気なしに食べているものが意外と繰り返し食べられていることに気がついたり、副食・間食としての果物・おやつ・ジュース類の質と量を見つめ直すことができたりします。子どもがなんでもよく食べてくれていると思っていても、実はすごい偏食だったなんてこともあります。

まずは、食物アレルギーかもしれないと疑った時点で、食物日誌をつけることから始めましょう。ここからが本当のスタートです。とにかく、がんばって、まずは食物日誌をつけ始めましょう。

自分たちがどんなものを食べているのか、再認識しなくてはなりません。第5章で述べる回転食・選択食を開始するための最初の一歩です。食物日誌をつけていかないと、治療もなんにも始まらないのです。

(2) なにをどう書き込めばよいのか――食物日誌に書き込むこと、つけ方のコツ

●毎日とにかく口にしたものを書き込む

献立だけでなく、素材、調味料、油、できれば食べた量も簡単に書きとめてください。おやつになにを食べたか、なにを飲んだかなどもつけましょう。

母乳育児の場合には、母親の食事内容も記録します。母親の食べたものは赤色で、離乳食は黒色で書くなど、一目でわかるように書き方を区別するとよいでしょう。自分と子どもの食歴であることを忘れず、丁寧につけてみましょう。思わぬ落とし穴などが見つかることもあります。

食物日誌は、面倒、かつたいへんな労力が必要です。しかし、もはや「食」の重要性は、

乳幼児期だけにかかわらず、児童・成人期のアトピー性皮膚炎においても、その関係を否定することはできないものとなっています。とにかく口にしたものをできるだけ書き込んでいきましょう。

●症状の発現状況や服薬もあわせてつける――人体図に色鉛筆で書き込む

私たちの使っている食物日誌は、食べたものを記載する欄のほかに、かわいい人体図があります（次ページ図４-５）。この人体図には、湿疹の状態、かゆみの有無などを書き込んでください。その際、色鉛筆などを使って色分けし、カサカサしているところを青鉛筆、かき傷になってしまっているところを赤鉛筆などで書き込みます。症状の変化が一目でわかるように工夫をして記録しましょう。

また、あわせて服薬などの治療内容なども記録しておきましょう。今後の受診や原因探究のために重要な役割を果たします。今かかっている先生から指示がなくても、食物日誌をもっていって、きちんと見てもらいましょう。

●体調、日常生活についても記載する

体調全般についても書いてください。鼻水や咳、腹痛や下痢の出現など気づいた症状もつけてください。乳児であれば、夜泣きの有無やよだれの様子などもつけておきましょう。ふだん体調のよいときならば食べても症状の出ないものでも、風邪を引いたときに食べると意外と症状が出てしまうことがよくあります。体調がわるいと腸の消化分解機能がうまくはたらかないので、タンパク質が十分に分解されずアレルゲンとなってしまうことがあります。その結果、アレルギーを起こしてしまうと考えられています。

月／日（曜日）		7／12（月）			7／13（火）			7／14（水）		
		朝	昼	夜	朝	昼	夜	朝	昼	夜
食事内容	牛乳およびその製品				ヨーグルト ソーセージ	ホワイトソース	牛肉 ポタージュ	牛乳 チーズ		
	鶏卵およびその製品		マヨネーズ ビスケット 菓子パン	とり肉 卵	卵 プリン	チョコレート		目玉焼き		
	大豆・豆類およびその製品	納豆 しょう油 みそ 豆腐		サラダ油			さやいんげん	油	油揚げ	厚あげ きぬさや
	その他（肉類　魚介類　穀類　野菜　果物）	大根おろし つけもの ごはん	かぼちゃ たまねぎ レモン パセリ サニーレタス プチトマト ごはん	ごはん 春雨 しいたけ	りんご パン	スパゲティー エビ チーズ	ポテト ごはん かぼちゃ プチトマト	りんごジュース ロールサンド キャベツ コーン にんじん 酢	うどん わかめ にんじん	サバ 大根おろし ホウレン草 スダチ ごはん こいも
症状	皮膚症状　かゆみ	○	○	◎	◎	◎	○	◎	○	
	皮膚症状　患部の赤み			○	○	○	○			
	皮膚症状　発疹（ぶつぶつなど）			○	◎	◎	○			
	皮膚症状　発疹（ぶつぶつなど）　赤み　かゆみ　乾燥　かき傷　ザラザラ　カサカサ　ひび　あかぎれ　などの部分に印をつけて下さい。	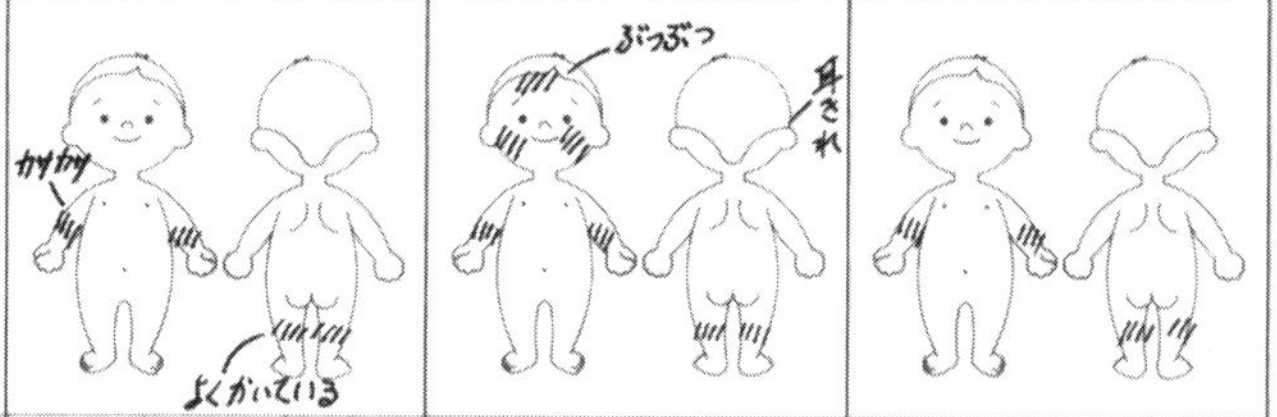								
	呼吸器症状（咳）	—	○	○	◎	○	—	—	—	—
	消化器症状（下痢など）	—	○	○	◎	◎	—	—	◎	—
	その他									

治療薬	7／12 朝食前	昼食前	夕食前	就寝前	7／13 朝食前	昼食前	夕食前	就寝前	7／14 朝食前	昼食前	夕食前	就寝前
インタール内服用	○	○	○	○		○	○	○	○	○	○	○
その他												

	7／12（月）	7／13（火）	7／14（水）
気の付いたこと	下痢をする。かゆみのため眠れないようだった。	朝、食前に薬を飲むのを忘れた。下痢とかゆみがひどくなった。	顔のブツブツは少しましになった。

図 4-5　食物日誌の記入例

注：症状の程度は，◎＝強い，○＝軽い，—＝症状がなかった

また、日常生活の変化についても大切です。車社会ですので、短時間の移動でもチャイルドシートを使うために、背中が汗まみれになることが夏場ではよくみられます。食物とは直接の関係はありませんが、皮膚の症状を悪化させる因子となります。

そのほか、旅行した（外食、違う環境での生活）、実家に帰った（室内犬・飼い猫がいる場合がたいへん困ります。ふだん使っていない布団に寝たなど）、人混みのなかに行った、なども大切なことです。へビースモーカーの人が来た、たばこの煙をかいだ、公園で鉄棒・砂遊びをした、油粘土遊びをした、幼稚園に移動動物園が来た、ペットを抱いた、動物園に行った、など日常のささいな出来事も症状を悪化させる因子となることが知られています。食物だけに気をとられることなく、ふだんの生活も書きとめるようにしてみましょう。

●天候の変化（天気、気温、湿度、気圧の状態）も忘れずに

天候もアレルギーの特徴を把握するうえでは大切です。忘れずに記載してください。晴れ、くもり、雨、急な夕立などだけでなく、低気圧の接近、台風の通過など、いわゆる急激な気圧の変化も症状の発現や症状の変化を引き起こす重要なポイントです。アトピー性皮膚炎だけにとどまらず、気管支喘息の引き金にもなることが知られています。

カサカサ肌の人は冬の乾燥期に悪化し、ジュクジュク肌の人は梅雨期から夏にかけての湿気の多いときや、汗をかきやすい夏場などに悪化することがあります。また、花粉アレルギー（アレルギー性鼻炎、結膜炎）は花粉の多く飛ぶ春や秋に悪化する人が多くみられますし、アトピー性皮膚炎の人はダニの増える時期に皮膚が悪化することもあります。

季節などに応じて現れる症状は、人それぞれ、よかったりわるかったりして、かなりの

個人差が出ます。しばらくたったら忘れてしまうものですから、とにかく気のついたことは食物に限らず記載するようにしましょう。

（3）三か月間で貴重な財産になること間違いなし！

自分でつけて、自分で判断できることもありますが、定期的に医師や栄養士のチェックを受け、「独りよがり」や栄養の偏りがないかを確認してもらいましょう。最低三か月つければ、かなりの情報量となり、選択食や回転食を実施していく基礎となります。さあ、がんばってつけていきましょう。

（4）食物日誌の実例

以前、フリーマガジン「Happy-Note」（ミキハウス発行）の「食育特集」の一部で、「自分の食を見直すためは、食物日誌をつけることが一番大切」という記事を何回かに分けて書かせていただきました。そのとき、とくにアトピーに関係あるものではありませんでしたが、食事そのものを見つめ直すことを目的として、簡単な食物日誌のフォームを載せました。それを使って食物日誌を書き送ってきた先着六〇名ほどのお母さんに私のコメントをつけて返すという趣旨で、「Happy-Note的・食物日誌」という企画を立て、読者に応募してもらいました。

結果的に、一〇〇通を超えるご応募をいただき、あらためて読者のみなさんの「食育」に対する関心の大きさに驚きました。私と栄養士の先生とで手分けしてお返事を書きまし

ドクター・サモリのひとりごと

食物日誌をつけるだけつけさせといて、食物日誌に目を通さない先生は、サイテーです。喘息日記と同じことなのですが、つけさせとけばいいってもんではないでしょう。

	1日目			2日目			3日目		
食べた時間に○印	時	献立名	材料	時	献立名	材料	時	献立名	材料
朝	6			6			6		
	7			7			7		
	8	▶ごはん ハンバーグ かぼちゃの煮物 キウイ 牛乳 お茶	牛肉、ぶた肉、卵、 ピーマン、小松菜、 にんじん、たまねぎ、 ねぎ、かぼちゃ	8	▶コーンフレーク ハンバーグ ブロッコリーサラダ 桃 フォローアップミルク お茶	とり肉、ピーマン、 卵、たまねぎ、 にんじん、 小松菜、ねぎ、 ブロッコリー	8	▶トマト アスパラ肉巻き かぼちゃの煮物 牛乳 お茶	ぶた肉、 アスパラガス、 かぼちゃ
	9			9			9		
	10			10			10		
	11			11			11		
昼	12	▶ごはん(いりこふりかけ) 冷奴 白菜と小松菜の コーンクリーム煮 お茶	いりこ粉末、 豆腐、白菜、小松菜、 レタス、コーン	12	▶しらす納豆ごはん 大根とにんじんの トマトいため 野菜スティック お茶	きゅうり	12	▶野菜うどん お茶	白菜、小松菜、 にんじん、しいたけ、 たら、いりこ粉末
	13			13			13		
	14			14			14		
	15			15			15	▶バナナ フォローアップミルク	
	16	▶バナナ フォローアップミルク		16	▶牛乳 チーズ クッキー		16		
	17			17			17		
夜	18	▶おにぎり 焼きさば なすのみそ汁 お茶	のり さば なす、えのきだけ、 ねぎ	18	▶八宝菜 ごはん ささみソテー お茶	白菜、ほうれん草、 レタス、にんじん、 イカ、ささみ	18	▶ごはん 野菜の卵とじ スイカ	卵、レタス、 ほうれん草、 たまねぎ、にんじん、 えのきだけ
	19			19			19		
	20			20			20		
	21			21			21		
	22			22			22		
	23			23			23		
	24			24			24		
1日の内に使った調味料	油　みそ			油　ケチャップ　鳥がらスープ			油　マーガリン		
食事のすすみ具合	よく食べた			普通			普通		
お子さまの体調	良好			良好			良好		

図 4-6　1歳2か月のお子さんの食物日誌（女児：身長 80.6 cm ／体重 10.8 kg）

た。今回、そのなかから、「Happy-Note」誌上の限られたスペースで簡単にコメントしたものをここに紹介します。年齢層の異なる四名のお子様方の「食物日誌」に、お母さんからの質問になるべく沿ってお返事をしたつもりです。

●一歳二か月のお子さん（図４－６）

◆相談内容

うちの子は、そのときの機嫌にもよりますが、食べ物の好き嫌いが激しいので困っています。子どもの好き嫌いと将来的な偏食は関係があるのでしょうか。偏食をなくすためにはどうすればよいのでしょうか。

◆コメント

偏食を直そうということからかもしれませんが、全体的に味付けが濃い傾向にあります。また、この三日間にキウイ、バナナなどといった南洋系果物を連日と

	1日目			2日目			3日目		
食べた時間に○印	時	献立名	材料	時	献立名	材料	時	献立名	材料
朝	6			6			6		
	7			7	▶コーンフレーク（加糖） ヨーグルト 牛乳		7	▶牛乳 バナナ みそ汁	
	8	▶牛乳 オレンジジュース バナナ		8			8		
	9			9			9		
	10			10	▶かっぱえびせん		10		
	11			11			11		
昼	12	▶ナポリタン	スパゲッティ ミックスベジタブル	12			12	▶さけおにぎり ウインナー トマト ヨーグルト（加糖）	
	13			13			13		
	14			14	▶さけおにぎり たこ焼き（冷凍） ラムネ		14		
	15			15			15	▶ラムネ えびせんべい	
	16	▶ラムネ オレンジジュース		16			16		
	17			17			17	▶ラムネ 玉子ボーロ	
夜	18			18			18		
	19	▶冷しゃぶ ごはん 納豆 コーンスープ バニラアイス	ぶた肉、トマト、 コーンクリーム缶、 卵	19	▶ごはん 玉子とうふ みそ汁 さけのてり焼き	じゃがいも、 豆腐、たまねぎ、 さけ	19	▶パスタ	パスタ じゃがいも、にんじん、 ぶたひき肉、 たまねぎ、牛乳
	20			20			20		
	21			21			21		
	22			22			22		
	23			23			23		
	24			24			24		
1日の内に使った調味料	塩　酢　ケチャップ　しょうゆ			塩　みそ　ソース　みりん　しょうゆ			塩		
食事のすすみ具合	よく食べた			よく食べた			よく食べた		
お子さまの体調	よく食べ、よく遊んだ			今日は、うんちが出なかった 平均1日2回くらいするが、 出ない日も時々ある			今日もよく食べた　体調良好		

図4-7　2歳0か月のお子さんの食物日誌（男児：身長85cm／体重12kg）

っているのが気になります。朝から、ハンバーグ、アスパラの肉巻きなどといった脂質の多いものを与えるのも考えものです。それらのこと以外は全体的にバランスの取れた食事でしょう。

●二歳〇か月のお子さん（図4－7）

◆相談内容

うちの子は、なんでもよく食べてくれるのでとても助かっています。でも最近、肥満の子どもが増えていると聞くと、食べすぎることが心配です。三回の食事はたくさん食べさせて、おやつは一回と心がけていますが、二回あげてしまうこともあります。

◆コメント

お母さんは、なんでも食べてくれると思っていますが、かなりの偏食といえます。とくに、朝食に牛乳、オレンジジュース、バナナ、コーンフレークなどと

食べた時間に○印	1日目 時	献立名	材料	2日目 時	献立名	材料	3日目 時	献立名	材料
朝	6			6			6		
	7	▶バナナ ヨーグルト パン 牛乳 ブロッコリー きゅうり		7	▶パン 牛乳 コロッケ トマト すもも 玉子やき アロエヨーグルト	くるみ、りんご、 ひき肉、じゃがいも	7	▶おにぎり お茶 すもも グレープフルーツゼリー ベーコンエッグ	のり、ごはん、 お茶
	8			8			8		
	9			9			9		
	10			10			10		
	11			11			11	▶おじやごはん みそ汁 卵の花煮 青菜の煮浸し	ちりめんじゃこ、 はいが米、 しいたけ、わかめ、 おから、にんじん、 ねぎ、こんにゃく、 うすあげ、青菜、 油あげ
昼	12	▶ひじきごはん とうふの田楽 清汁	うすあげ、 ひじき、にんじん、 ちくわ、とうふ、 こんにゃく、三つ葉、 ふ、大根	12	▶ごはん 清汁 白身魚タルタルソース ポテトサラダ	はいが米、ふ、 わかめ、魚、パン粉、 卵、マヨネーズ、 たまねぎ、 じゃがいも、ハム、 きゅうり、キャベツ	12		
	13			13			13		
	14			14			14		
	15	▶ミルク ポテトチップス		15	▶ミルク フルーツヨーグルト		15		
	16			16			16	▶ミルク きなこ団子	白玉粉、上新粉、 きな粉
	17	▶クッキー お茶		17			17		
夜	18			18			18		
	19			19	▶ごはん 大根の煮物 白菜のあんかけ 冷しゃぶ サラダ クッキー オレンジジュース	大根、あげ、 白菜、豚ひき肉、 豚、きゅうり、 ブロッコリー	19	▶ごはん やきそば	そば、肉、 きゃべつ、ニラ、 なす、たまねぎ、 にんじん
	20	▶おじや あじフライ いんげんの天ぷら サラダ なすのいため煮 牛乳	卵、のり、 あじ、いんげん、 ブロッコリー、 きゅうり、なす、 ぶた肉	20			20		
	21			21			21	▶シュークリーム	
	22			22			22		
	23			23			23		
	24			24			24		
1日の内に使った調味料	塩　砂糖　油　みそ　みりん　ドレッシング　マーガリン　しょうゆ　こしょう			塩　砂糖　酢　油　マヨネーズ　ドレッシング　みりん　しょうゆ　鶏ガラスープ　こしょう			砂糖　油　みそ　ソース　こしょう		
食事のすすみ具合	普通　小食			普通　小食			普通　小食		
お子さまの体調	特に変わりなく元気			特になし			特になし		

図4-8　5歳10か月のお子さんの食物日誌（男児：身長110cm／体重17.6kg）

いった軽いものばかり。昼食も夕食も炭水化物が中心で、野菜不足も深刻です。もっと「食のバランス」をお考えになったほうがよいでしょう。このまま食物日誌をつけて、一度、栄養士さんの指導を受けられることをすすめます。

●五歳一〇か月のお子さん（図4－8）

◆相談内容

食が細く、体重が増えないのが悩みです。よく動き、病気もあまりしないのですが、身長もそんなに高くなくて、今後伸びていくのかが心配です。好き嫌いもないので助かっているのですが、もっとたくさん食べてほしいなと思います。

◆コメント

献立のバランスからみますと、とくに問題はないと思います。ただ、一回一回の食事の内容をもう少し見てみないとわかりませんが、ジュース類、ポテトチ

食べた時間に○印	時	1日目 献立名	1日目 材料	時	2日目 献立名	2日目 材料	時	3日目 献立名	3日目 材料
朝	6			6			6		
	7			7			7	▶うどん ゆでさやいんげん トマト	大根、ちくわ、わかめ、にんじん、ぶた肉、たまねぎ、しいたけ、さやいんげん
	8	▶ごはん もろこの煮付 ゆで野菜 野菜キャロットジュース	もろこ、しょうゆ、砂糖、ちくわ、大根、わかめ、にんじん、ぶた肉、たまねぎ、しいたけ	8	▶ごはん あじの開き（焼き魚） ゆで野菜 チェリー ゼリー りんごジュース	にんじん、大根、ぶた肉、白菜	8		
	9			9			9		
	10			10			10	▶スイカ	
	11			11			11		
昼	12			12	▶ごはん 納豆 スイカ		12		
	13	▶スイカ　ごはん あじの開き（焼き魚） ゆでさやいんげん おでん（市販品）		13			13	▶チャーハン　きゅうり ゆでさやいんげん 野菜ジュース	とり肉、たまねぎ、ケチャップ、きゅうり、さやいんげん
	14			14			14		
	15			15	▶さくらんぼ ポンせんべい 野菜ジュース	雑穀せんべい（ひえ、あわ等）（市販品）	15	▶りんごジュース びわ　みかん	
	16	▶ぶどうジュース びわ		16			16		
	17			17			17	▶バナナ パン（いちごジャム）	
夜	18	▶ごはん かつお節のふりかけ おでん やき芋 スイカ イオン飲料	ふりかけ（市販品）、油あげ、ねり製品（市販品）	18	▶カレーライス えのきのみそ汁 アセロラゼリー イオン飲料	カレーの素（市販品）、たまねぎ、にんじん、ぶた肉、じゃがいも、えのき	18		
	19			19			19	▶いなり寿し ごはん ハンバーグ いちご パイナップル	油あげ、しょうゆ、砂糖、米、酢、ぶた肉、たまねぎ、にんじん、パン粉
	20			20			20		
	21			21			21		
	22			22			22		
	23			23			23		
	24			24			24		
1日の内に使った調味料	塩　砂糖　しょうゆ　こんぶだしの素			塩　砂糖　油　みそ　しょうゆ			塩　砂糖　酢　油　ケチャップ　こしょう　しょうゆ		
食事のすすみ具合	食べムラ			よく食べた			食べムラ		
お子さまの体調	中指の内側のかゆみ、ザラザラのキズになってよくかく 両ひざうらが赤くなってかゆがる			中指の内側のかゆみとザラザラ 右耳の耳たぶの下が切れている			中指の内側のかゆみとザラザラ 耳の切りキズ		

図 4-9　食物アレルギーをもったお子さんの食物日誌

（2歳4か月の男児：身長 87cm ／体重 11.5kg）

ップス、果物など、糖質の摂取量が多いのが気になります。主菜となるもの以外にたくさんの糖質をとると、それだけでカロリーオーバーとなり、おのずと食が細くなります。おやつに少し糖質を与えるのを控えてみてはいかがでしょうか。

●食物アレルギーをもったお子さんのケース（図4－9）

◆相談内容

卵・牛乳の食物アレルギーで卵と牛乳を食べることができません。なかなか料理のレパートリーを増やすことができません。おやつに関しても市販のものは卵と牛乳の入ったものが多いので、代わりに果物を多くとらせてしまっています。

◆コメント

食物アレルギーの程度がわかりませ

んので一概にはいえませんが、卵・牛乳のアレルギーだけであれば代替食品がたくさん開発されていますので、果物ばかりとるようなことは避けることができます。もう一工夫してみましょう。でも、この三日間だけでもいわゆる仮性アレルゲンを多く含む食品（野菜ジュース、トマト、バナナ、パイナップル、アジのひらきなど）を頻回かつ大量にとっています。アレルゲンにのみ注意がいってしまっているようです。脂肪分が多いハンバーグや、刺激物の入ったカレーなども食物アレルギーのお子さんには注意が必要な場合があります。牛乳や卵を使わないさまざまな料理集が出ていますので、それを参考にしてみてください。きっと食べるものが増えていくはずです。

4　適切な診断が治療のカギ——検査法とその評価

食物アレルギーの診断では、アレルギーの原因となる抗原がなにかを決めることが治療のためには欠かせません。とくに、小児期の食物アレルギー疾患では、数年間の治療経過とともに症状が変化することや、加齢成長によって症状の改善をみる場合が多いといえます。したがって、治療効果を判定したり、経過観察を行ううえでも、検査が欠かせません。

食物日誌の分析と十分な問診の結果、食物アレルギーの関与が疑われた場合には、次の三点の確認が重要といわれています。

①ＩｇＥの関与を調べること、つまり免疫学的な関与を明らかにすること（血液検査）

②疑わしい食物を除去して症状が改善することを確認すること（除去試験）

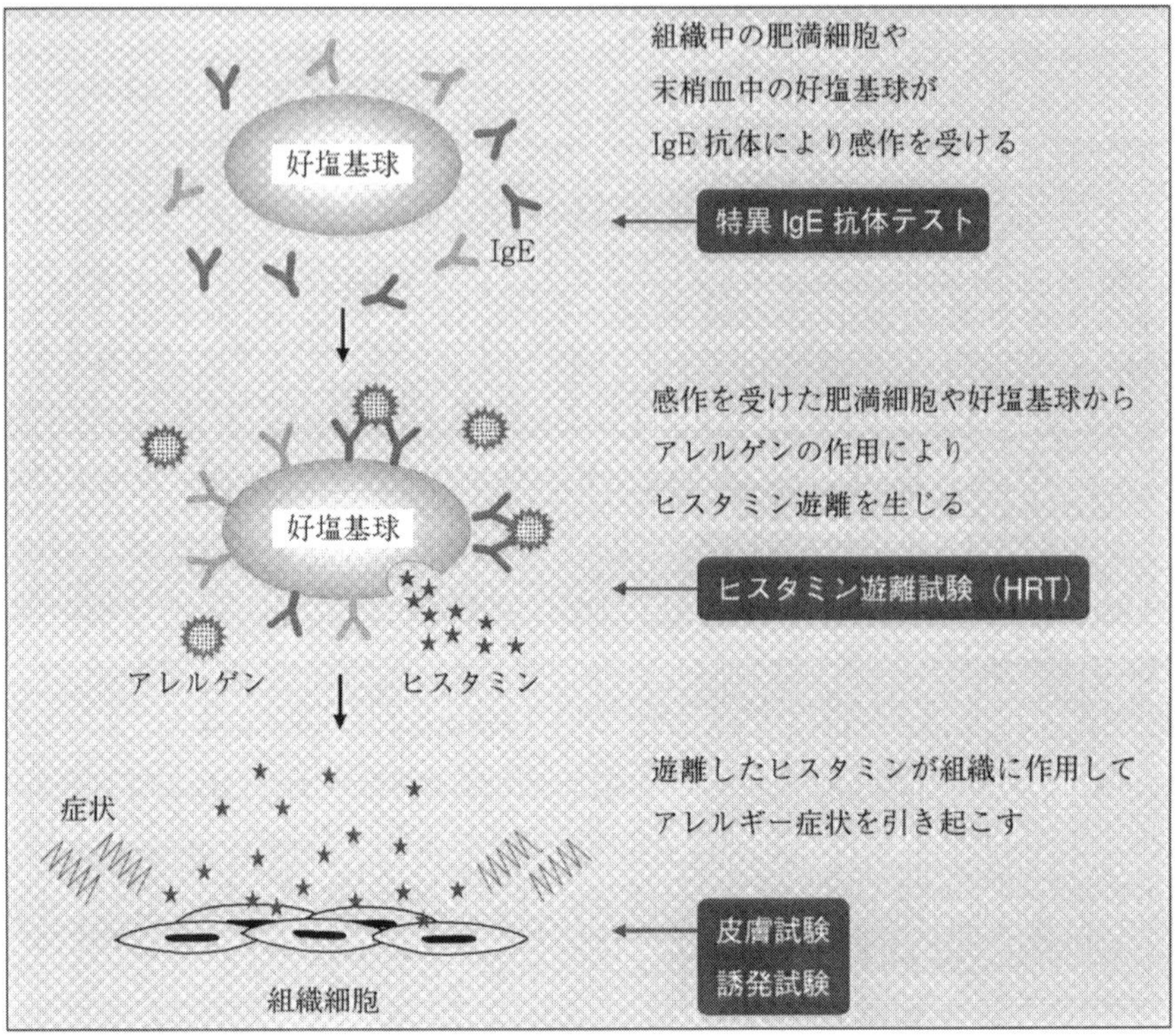
組織中の肥満細胞や
末梢血中の好塩基球が
IgE抗体により感作を受ける
好塩基球
IgE
特異IgE抗体テスト
感作を受けた肥満細胞や好塩基球から
アレルゲンの作用により
ヒスタミン遊離を生じる
好塩基球
ヒスタミン遊離試験（HRT）
アレルゲン
ヒスタミン
遊離したヒスタミンが組織に作用して
アレルギー症状を引き起こす
症状
皮膚試験
誘発試験
組織細胞

図4-10　即時型アレルギーの発症機序とアレルギー検査の位置づけ（模式図）

③必要に応じて、注意深くその食品を食べさせ、症状発現を確認すること（負荷試験）

ここで、これら三点を確認するためにはどうするのかということをもう一度おさらいしましょう。

この章のはじめでも触れましたが、食物アレルギーの症状の現れ方には、食べてすぐアレルギーの症状が出てくる「はっきり型」（専門的にはＩｇＥの関係する「Ⅰ型」または「即時型」という）と、症状が出るまで時間のかかる「かくれ型（非即時型）」の二つのタイプがあります。「かくれ型」は「Ⅰ型」以外のアレルギー反応と考えられています。食物アレルギーは「はっきり型」より「かくれ型」で発症する場合のほうがはるかに多いのです。

ＩｇＥによる即時型アレルギーの発症する仕組みと、アレルギー検査の位置づけを模式的に示しました（図４－10）。

以下、食物アレルギーの診断で、とくにＩｇＥを介する免疫学的な関与を証明するために行われる皮膚試験、ＩｇＥ抗体試験、ヒスタミン遊離試験（ＨＲＴ）などの検査と、その評価方法についてお話を進めていきます。

(1) 皮膚試験

皮膚試験の原理について簡単にお話をします。

検査を受ける人（被験者）の皮膚の真皮内には肥満細胞というアレルギーに関与する細胞があって、この肥満細胞は被験者のもつＩｇＥによって感作されています（そのＩｇＥに対して反応しやすい状態になることを「感作される」といいます）。

抗原がなんらかの形で身体の中に入ってきたとき、その抗原に対応するＩｇＥ抗体の感作があれば、抗原抗体反応によって肥満細胞表面でＩｇＥ抗体が反応して「架橋《かきょう》」という現象が起こり、つまり「アレルギー反応を開始せよ」というスイッチが押されて、ヒスタミンをはじめとする種々の化学伝達物質が、肥満細胞の中から血液中に放出されていくことが知られています（図４－10参照）。

これにともない、皮膚の真皮内で血管透過性の亢進が起こり、血管の拡張作用で皮膚に蚊に刺されたような膨疹や発赤を生じます。これを計測して、原因アレルゲンの反応の強さを評価するのが皮膚試験です。

一般に皮膚テストというと、多くの人は真っ先にパッチテストという言葉を思い起こす

皮膚試験の有用性
――プリックtoプリックテスト

原因となる抗原を決めることを目的にした皮膚試験は、IgE抗体検査が普及した今日では実施されることが少なくなってきています。

プリックテストは全般的に感度という点では高く評価できるのですが、反面、偽陽性の頻度も高いことを理解しておく必要があります。しかし、抗体を調べたくても検査をすることのできない食べ物を調べるときには、プリックtoプリックテストというやり方があって、たいへん参考になります。

プリックtoプリックテストとは、バイファケイティッドニードルというプリックテストの専用針を用いて、調べたい食べ物を直接刺して、そのまま前腕の内側に押しつけるという手技です。私もよく行っています。たとえば、リンゴを試したいときは、リンゴをプスッと刺してそのまま前腕内側に針先を押しつけるだけです。痛みはほとんどなく、出血もしません。

でしょう。でも、このパッチテストは、皮膚の上に抗原と疑わしいものを直接貼りつけて、その反応を見るというものです。したがって、真皮内の肥満細胞には直接作用せず、I型アレルギーの関与するアレルギー疾患の診断には向いてはいませんので、私たち小児科領域ではあまり用いられません。

体内に抗原を投与するやり方には、プリックテストと皮内テストの二種類があります。

●プリックテスト

前腕の内側をアルコール綿で消毒して乾燥させ、そこにプリックテスト用の抗原液を一滴滴下して、出血しないように針で軽く傷つける検査です。一見、簡単な検査のようですが、針で軽く傷をつけるには熟練した技術が必要です。しかし、最近ではバイファケイティッドニードルというプリックテスト専用のテスト針が普及し、痛みもほとんどなく、少し慣れればたいへん便利な検査となっています。

判定は検査施行後一五～二〇分後に行い、

成人では膨疹五ミリ以上、または発赤一五ミリ以上を陽性とし、

小児では膨疹三ミリ以上、または発赤一〇ミリ以上を陽性としています。

●皮内テスト

プリックテストと同じように、前腕の内側に、27Gツベルクリン用注射針を用いて、市販されている皮内反応用の抗原液〇・〇二ミリリットルを、直

径五ミリ程度の丘疹をつくるように皮内注射します。

皮内テストは、プリックテストより一〇〇倍以上の感度があるといわれています。しかし、検査の際に、アナフィラキシー・ショックなどの重篤な症状が誘発される危険があるので、設備と人員のそろった病院で行うべき検査です。私たちのような開業医のレベルで、単に食物アレルギーの診断目的で行われることはほとんどありません。また、明らかなアナフィラキシーを含む即時型アレルギー反応の既往のある抗原に関しては、皮内テストそのものを実施しません。

成人では背中の皮膚に注射することもありますが、小児では、もし即時型反応が誘発された場合はたいへん危険なので、絶対に背中には行いません。実際にはそのようなことはないと信じていますが、もし、へっちゃらで背中にする先生がいたら、即、逃げてください！

（２）ＩgＥ抗体試験

血清総ＩｇＥ値は、即時型アレルギー体質であるかどうかを確認するうえで意義があります。しかし、明らかな臨床症状を示しながらも基準値以下の値を示す場合もあり、総ＩｇＥ値が低値であるからといって、アレルギー体質ではないとは、必ずしも言い切れません。

同じく特異的ＩｇＥ抗体検査が陰性であったとしても、原因アレルゲンとなっているかもしれないので、注意を要します。それに関係するのが、「はっきり型」と「かくれ型」の

表 4-5　総 IgE 値の年齢別基準値

年齢	基準値
6か月未満	5 IU/ml 以下
1歳未満	10 IU/ml 以下
1～3歳未満	20 IU/ml 以下
3～5歳未満	40 IU/ml 以下
5歳以上	100 IU/ml 以下

存在です。

「かくれ型」とI型のなかでも「遅発型」とは、症状の発現まで時間がかかるので、過敏推定食物の除去、負荷試験や食物日誌を続けることで、はじめて原因食物がわかります。「卵白のラスト値が高値」であるために「はっきり型」だと判断して、「卵の完全除去」をしたのですが、症状が改善しなかったので、食物日誌をつけ、除去負荷試験をした結果、米が「かくれ型」の原因物質と推定され、そこで米の除去を追加したところ症状がはっきりと改善した、という症例もあります。

このように、食物アレルギーの発症の原因には、「はっきり型」と「かくれ型」の二つのタイプが混ざり合っていることもよくあることなのです。ですから、「もうなんべん言うねん」と言われるかもしれませんが、血液検査の結果だけで、アレルギーの関与の有無を判断してはいけないのです。

●血清総IgE値（一般的に「リスト値」と表現されているもの）

血清中のIgEはきわめて微量な免疫グロブリンです。IgE濃度は、現在、一般には国際単位（IU）で表示されます。

医師から検査結果の書いてある報告書をもらうと、その結果欄に測定結果と基準値または正常範囲と書いてあります。この基準値や正常範囲は、その検査測定を行った施設の健常な成人に対する測定結果の平均を使って表されています。ふつう、検査結果の範囲はある程度の幅をもっています。一般的に、総IgE値の基準値を一七〇IU／ml前後くらいとしている施設が多くみられます。

なぜＩｇＥ抗体試験を行うのか

ＩｇＥ抗体試験は、ＩｇＥ抗体を証明する他の皮膚試験や後で述べるＨＲＴ（ヒスタミン遊離テスト）と比べて、感度は全般的にＨＲＴより優れますが皮膚試験よりは劣り、特異性は皮膚試験より優れますがＨＲＴには劣ります。

血清総ＩｇＥ値は、即時型アレルギー体質を確認するうえで意義があります。また、特異的ＩｇＥ（ＣＡＰ－ＲＡＳＴ）は個々の感作のレベルをみることができますが、やはり低値～陰性であっても原因アレルゲンではないとも言い切れず、ある程度の値を示しているときに症状と相関していることが知られています。

しかし、血中総ＩｇＥ濃度の基準値は年齢によって異なることが知られています。年齢が低いほど、体内でのＩｇＥの生産はまだ盛んではなく、成人値に落ち着くのは十歳前後であるとされています。本当によく起こっていることですが、赤ちゃんを検査して「総ＩｇＥ値が九〇ＩＵ／mlで正常範囲より低いから、この子はアレルギーではない」と診断される場合がよくあります。私や関西の食物アレルギーを主に診ている兵庫食物アレルギー懇話会の先生方は、宮城県の森川利夫先生のまとめられた年齢別基準値を利用しています（表４－５）。

●特異的ＩｇＥ抗体試験（一般的に「ラスト値」と表現されているもの）

食物アレルギー疾患を診断するうえで、特異的ＩｇＥ抗体試験は治療を始める際の原因となる抗原を決めるたいへん重要な検査です。ただし、特異的ＩｇＥ抗体試験は、現在の病状よりも過去の感作歴を反映する傾向があり、治療効果の判定や経過観察には向かない場合もあります。

特異的ＩｇＥ抗体試験には種々の検査方法がありますが、最近では、ほとんどでＣＡＰ－ＲＡＳＴ法（キャップ・ラスト法）が行われています。ＣＡＰ－ＲＡＳＴ法で検査可能なアレルゲンの種類は約二〇〇種あり、一般病院でも簡単に検査ができる反面、その広く行われるようになったこと自体が、専門的知識のない方に、なんでもかんでも「ＩｇＥ信仰」となる誤解を生む一つの要因ともなっています。

コラム

いいかげんにして!!　提出書類に血液検査を毎回要求しないでください

自治体によっても違いますが、ほとんどの園・学校の書類には総ＩｇＥと特異的ＩｇＥ抗体の値を書く欄が設けてあって、半年ごとに検査を要求してくることがあります。困ったものです。いいかげんにしてください!!

食事療法を続けていくのに、半年ごと、または一年ごとの定期検査は全く必要ありません。何度も言いますが、ＩｇＥの定量値はラスト、リストのどちらとも、アレルギー疾患の診断や経過観察において私たち専門医の参考にはなりますが、食事療法を続けるか制限を解除するかという点では、血液検査の結果は判断の材料としてはいけないものなのです。

「文科省」としての園・学校側の都合上、なんらかの書類の提出をしなければいけないという「お役所仕事」はわかりますが、もう少し意識改革が必要なのではないでしょうか……。

5　最新の検査——ヒスタミン遊離試験（Histamine Relese Test：ＨＲＴ）

(1)「食べられるか、食べられないか」がわかる検査

ヒスタミン遊離試験（以下、ＨＲＴとする）は、もともと一九六四年に開発されましたが、検査手技がわずらわしいために、長く日常検査には使われていませんでした。しかし、二〇〇〇年に使いやすく改良された「ＨＲＴシオノギ」が発売され、外来で日常的に使える画期的な新しい検査方法として生まれ変わりました。

一言でいって、「食べられるか、食べられないか」がわかる検査です。保険がきいてどの医療機関でも検査を行うことができるのですが、その新しさ故に検査結果の読み方がまだ

一般の医師にしっかりと浸透していないために、実際に検査していただける医療機関はまだ少ないというのが現状です。

ヒスタミンは、Ｉ型アレルギー反応における主要なケミカルメディエーター（アレルギーを引き起こす化学物質のこと）の一つです。さまざまなアレルギー症状を引き起こす原因となることが知られています。市販のアレルギー内服薬に「眠くなる成分、抗ヒスタミン薬は含まれていません」という表示を見たことがあるでしょう。その「ヒスタミン」です。

ＨＲＴは、患者さんの血液と種々のアレルゲンとを試験管に入れ、その中でアレルギー反応を起こさせて、これにともなって放出されるヒスタミンの量を測定するといった検査方法です。

現在のところ、「ＨＲＴシオノギ」には二種類の検査キットがあり、食物性セット（卵白、牛乳、小麦、米、大豆）と、吸入性セット（ヤケヒョウヒダニ、日本杉、カモガヤ、ブタクサ、猫上皮）が利用できます。また、食物アレルギーの重症タイプを起こす「エビ、カニ、ソバ、ピーナッツ」などの重要アレルゲンのＨＲＴは目下研究開発中で、早期の完成が待たれています。

（２）ＨＲＴの測定原理と検査の有用性

測定原理をごく簡単に説明します。まず採血をして、その全血から細胞（好塩基球）を分離し、その分離された細胞に検査しようとするアレルゲンを作用させてヒスタミン遊離反応を起こさせます。そして、その反応で遊離されたヒスタミン量を酵素免疫測定法により測定するというものです。

ＨＲＴの最大の特徴は、アレルギーに関連する細胞レベルの生体反応を試験管内で簡便に検査できることです。ＩｇＥ抗体試験が過去の感作歴を反映するのに対して、ＨＲＴは現在の病状を反映すると考えられています。このため、食物アレルギーの診断においては、治療効果の判定や経過観察に適しており、除去食の解除時期を考えるうえでも参考にできる検査方法です。実際に入園・入学前にＩｇＥ抗体が高い値でも、ＨＲＴが低い場合は、「比較的安心して」負荷試験に進むことができます。

ＩｇＥ抗体を証明する皮膚プリックテストや特異的ＩｇＥ抗体検査などと比較すると、全般的に感度はやや劣りますが、特異性はもっとも高いといえます。先ほども触れましたが、ＨＲＴシオノギは、現在、検査可能抗原は一〇種類ですが、食物抗原としてアナフィラキシーの発症に関して重要な抗原、ソバ、ピーナッツ、エビ、カニなどを含め、食物・吸入性抗原とも検査可能な項目が増える予定です。そうなれば、もっと多くの患者さんにこの検査が行われると思います。

6　乳幼児期（一〜三歳くらい）におけるアレルギーで気をつけたいこと

（1）軽い子から重い子まで症状はさまざま

この時期の赤ちゃんたちは、軽い湿疹が出るくらいのタイプから、アナフィラキシー・ショックを発症するタイプまで、すでにさまざまなランクの患児が存在しています。ランク分けの項でもお話をしましたが、一口にアレルギーがあるといっても、食物アレルギー＝アトピー性皮膚炎というわけではありません。

食物アレルギーに基づくアトピー性皮膚炎というものの定義は、むちゃくちゃ簡単に言うと「なにかを食べることによって皮膚に症状が出現し、その原因となった食べ物を食べるのをやめたら症状が引いてきて、また食べたらやっぱり出てくる。それで食べないでいくとやっぱり症状が治ってくる」ということです。こんなふうに書くと「佐守、またなにゆっとんねん！」と怒られるかもしれませんが、食物アレルギーに基づくアトピー性皮膚炎というものの真実は、ズバリ「食べたら症状が出て、食べなければ治ってきて、また食べたらあかんものなのだ」ということなのです。

ただし、年齢が進むにつれて食事自体に対する耐性が獲得されてきたり、患児自体の腸管免疫の発達や消化管としての腸管機能の成熟が進んできたりして、しだいに食べるものが増えてきます。あせらずに、どんと構えて、できることを確実にやっていきましょう。

(2) この時期のアレルギーの特徴

●鶏卵、牛乳・乳製品に対するアレルギー反応が多い

まさにこの時期(一歳前後から三歳ぐらいまで)では、鶏卵、牛乳・乳製品に対するアレルギー反応を起こすことが一番多くみられます。ついで、小麦です(一〇〇ページ図4-2、一〇一ページ表4-2参照)。

アレルギー症状は即時型のみではありませんので、この割合がすべてというわけではありません。即時型の場合は、はっきりと食物が関与していることが一般の人でも簡単に理解できるのですが、即時型でない場合は症状の出現はゆるやかで、その除去による症状の改善もゆるやか、かつ劇的ではないために、食物との関係を説明しても、なかなか周囲の方々の理解を得にくいというのが現実です。

また、実際に子育てをしている当事者たる親たちも、劇症即時型の「アナフィラキシー」を経験しない限り、「除去食による改善」の実感もあまりないまま、子どもを預けなければならない月齢なのです。

●症状は顔に出やすい

食物アレルギーに基づくアトピー性皮膚炎としての症状は、顔面型が一番多くみられます。よだれの多いこの月齢では、とくに口のまわりから、あごの部分になかなか治らない湿潤性の湿疹が認められます。耳切れ、前胸部の湿疹もよくみられます。肘、膝裏にも出

ることがありますが、圧倒的に顔が多いといえます。

●食べ物との相関関係がもっとも見えやすい

「子どもが卵やバナナを食べるのをやめたら、皮膚の症状がよくなってきて、ちょっと食べたら、またかゆみが出始めた」

「一般のミルクをやめてアレルギー用ミルクにしてみると、水のような便だったり、やわらかい便だったりしたのが、ふつうのいい便になっていた。もういいかと思ってフォローアップミルクにしたら、すぐに下痢をしてしまった」（アレルギー性腸炎）などなど。

乳幼児期は、先ほども述べましたが、まさに「食べたら症状が出て、食べなければ治ってきて、また食べたらあかんものなのだ」という、典型的な食物アレルギーに基づくアトピー性疾患の特徴が、症状としてもっとも如実に現れる時期なのです。

（３）食事でなにに気をつけたらよいのか

●母乳栄養の場合──お母さんの食事の見直しを

この時期の注意点は、授乳中の母親の食事（母乳の調整の必要性）と人工栄養の際のミルクの選択とにあります。

乳児期では母乳がかなり大きく影響します。「母乳の調整」とは、卵や牛乳などの原因アレルゲンの摂取を中止するだけでなく、一四九ページで説明するアレルギーの増強因子である仮性アレルゲンの摂取、刺激物の摂取、油脂の過剰摂取なども控えることが必要です。

実際に食物日誌をつけて、お母さんご自身の「食の状況」を見直してみるだけで、かなり症状の改善をみることがあります。

●人工栄養にアレルギー用ミルクを用いる場合
――アレルギー用ミルクへの切り替え方

保育園や保育所に通うことになれば、人工栄養のお世話に必ずなります。すでに人工栄養であれば、使っているものをそのままもって行けばよいでしょう。しかし、ずっと母乳栄養だけでできた方であれば、粉ミルクも併用した混合栄養、もしくは粉ミルクだけの人工栄養に切り替えなくてはいけません。

牛乳がアレルゲン、もしくはアレルゲンと疑われる場合には、アレルギー用の粉ミルクを利用します。なお、販売されているアレルギー用ミルクを表４－６に示します。

一般的に、アレルギー用ミルクへの切り替え方は、アレルゲンの程度、それまでのミルクの摂取の有無などに応じて、次のように行います。

◆牛乳がアレルゲンと疑われた場合

①母乳栄養から人工栄養のミルクへ切り替える際にはじめてアレルギー用ミルクを用いる場合：ニューＭＡ－１かペプディエット

②混合栄養で一般ミルクの甘さを知っている場合：ニューＭＡ－１かペプディエットかＭＡ－mi

③人工栄養で一般ミルクの甘さに慣れてしまっている場合：すでに一般ミルクの甘い味を知ってしまっているため、風味のわるいニューＭＡ－１やペプディエットは飲めないことが多い。重症でない限り、比較的味のよいＭＡ－miから始めてもよいと思う。

表4-6　市販されている各種アレルギー用ミルクとその成分（各社の解説より作成）

	高度分解乳			分解乳	特殊治療用製品	
製品名	ニューMA-1	ペプディエット	MA《エムエイ》- mi《ミー》	ミルフィーHP	低脂肪MA-1	エレメンタル・フォミュラ
メーカー	森　永	ビーンスターク	森　永	明　治	森　永	明　治
エネルギー (kcal/100g)	466	481	477	462	389	391
タンパク質源	カゼイン加水分解乳		乳清+カゼイン	乳　清	カゼイン加水分解乳	アミノ酸乳
調乳濃度(%)	15	14	14	14.5	17	17
浸透圧 (mOsm/kg・H_2O)	300	330	280	280	340	400

◆卵白アレルギーが疑われて、牛乳がアレルゲンとはっきりしない場合

予防的にニューＭＡ－1、ペプディエット、ＭＡ－miを利用するか、ミルフィーＨＰも利用できる。

◆最重症牛乳アレルギーと確定診断されている場合

一般に市販されていない特殊治療用高分解ミルクとして、「低脂肪ＭＡ－1」と牛乳タンパクをいっさい使わないアミノ酸合成ミルク「エレメンタル・フォーミュラ」がある（ただし、これらの特殊ミルクは医師の診断がなければ購入することができない）。もし、ここまでの重症のミルクアレルギーであれば、保育園や保育所への入園・入所は最高レベルの注意が必要。

◆アレルギー用ミルクを選択するときの注意

「ミルフィーＨＰ」は、メーカー側の説明では、以前発売していた「明治エピトレス」と「明治のびやか」（両方とも発売中止）の特徴をそなえた商品となっています。しかし、そのタンパクの分解の程度は、高度分解乳と言い切るには若干分解しきれていないやや大きめの分子量の乳清タンパクが認められていますので、表4－6でも「高度」の文字を省き、選択の段階でも一歩下がったものとしました。ただし、やや大きめの分子量といっても、治療乳としては十分なミルクであり、ミルフィーＨＰを使用してもなんらさしつかえはありません。あくまでも筆者の好みです。

また、「森永ペプチドミルクＥ《いい》赤ちゃん」（以下、Ｅ赤ちゃん）はもっと分

コラム

改定「離乳の基本」は時代遅れ——離乳食に果汁はいりません

最近の離乳食に関する本を見ますと、乳児期早期からの生の果汁の摂取をすすめているものがほとんどです。外来で食物日誌を見ていても、ひどい場合では、生後二か月ぐらいから粉末のミックス果汁（リンゴ、モモ、バレンシアオレンジ、パイナップル、ミカン）を与えている場合があります。

Dr.S　：「ママ、まだこの時期では果汁は早すぎるよ。やめといたほうがいいよ」

ママA：「先生、だって、パッケージには二か月からと書いてありますよ。なにがあかんのですか？」

そうなんです、医者の言うことより「パッケージ」のほうを信じる、マニュアル世代なのです。

以前、私が出務していた市の四か月児の集団健康診査での出来事です。受診にこられていた赤ちゃんの顔全体にジュクジュク湿疹があったので、少し栄養指導をしました。やはり思ったとおり、三か月からほぼ毎日いろいろな果汁を与え始めていて、そのころにはバナナも始めていました。

Dr.S　：「ママ、少し肌も荒れていて、アトピーかもしれないね。まだこの時期では果汁を与えるのは早すぎるし、バナナも控えといたほうがいいですよ」

ママB：「え！　さっき、集団栄養指導の離乳食の進め方のコーナーで市の栄養士さんから、果汁は二〜三か月から離乳準備として与えるように言われましたよ。バナナもなにがあかんのですか？」

まあ、びっくりです。さっそく市の担当者に聞いてみました。

「あのー、集団の栄養指導の部分で離乳食の果汁なんですが、最近では早期にはすすめないというか……あんまり、あげないほうがええという話になってきているので、集団指導の場ですすめることはやめていただけませんか？　先日もこんなこと（果汁とバナナの話でママ逆ギレ）があったんですが、医師の指導と違うことを指導されては……どうかと思うんですが」

それでまた、その答えにびっくり!!

「先生、そんなことはどこに書いてあるのですか？　私たちは改定『離乳の基本』にのっとって栄養指導を行っています。先生の意見だけでは変更することはできません。『離乳の基本』が根本ですから、それに書いてあることしかできません」

ほんまにお役所仕事でんな〜。

まあ、まあ、まあ、ここまで言われたらどうしようもありませんでした。市の集団検診に出務することを中止せざるを得ませんでした。

◆なぜ、早期の果汁はいけないのか

もともと、なぜ離乳食に果汁を加え始めたのか、から話さなければなりません。戦前の人工栄養は、牛乳そのものが原料で煮沸消毒して使われていたため、ビタミンCがほとんど含まれていませんでした。また、牛乳も鉄分の含有量が少なく、

かつ鉄の吸収を高める作用のあるビタミンCもほとんど含まれていないために、容易に鉄欠乏の状態に陥ってしまったのです。そのため、離乳開始ころには鉄分を多く含んだレバーなどと一緒に、ビタミンCの豊富な果汁を与え始めたということです。

そのような時代を反映して、政府によって「離乳の基本」が作成されました。その改定「離乳の基本」が、古い時代からなんの進歩もないまま、最近、といっても一九九五年に、厚生労働省の前身である厚生省によって発表されたわけです。

現在の人工栄養に使われている人工乳のほとんどは、あらゆる栄養素、ミネラル、ビタミン類が十分な量添加されていて、いまさら果汁を与える必要はなくなっています。現在の人工栄養に使われている人工乳のほとんどは、あらゆる栄養素、ミネラル、ビタミン類が十分な量添加されていて、いまさら果汁を与える必要はなくなっています。さらに、アメリカ小児科学会は、二度にわたって乳児の果汁摂取に関して警告を出しています。その内容は、果汁には糖分が多く含まれすぎている、果汁は腸内細菌層を乱す可能性がある、などです。

二〇〇一年のその警告文を示します。

アメリカ小児科学会は親と小児科医に果汁は常に最高の健康食品ではないことを警告する。　二〇〇一年五月七日

果物ジュースに関して、親は子どもにとって良いものと考えて与えすぎている可能性がある。

子どもは、アメリカ国内ではジュース消費の単一では最大の集団である。果物ジュースは子どもの栄養の健康的な素材であり、良好なビタミンCの供給源である。しかし、多くの、科学的な研究は、ジュースを飲みすぎた乳児は母乳や人工ミルクがジュースに置き換わった結果として栄養不良を起す可能性を報告している。

多くのジュースは、ビタミンCを除けば、必要な量の蛋白質、脂肪、微量元素、ビタミンを含んでいない。しかし、ジュースは大量の炭水化物（糖質、乳糖など）を含み、多量の糖質の摂取は下痢や腹痛、腹鳴、鼓腸を引き起こす。また、ジュースは食物繊維を含んでいない。ジュースは果物そのものに比べて優位性はない。

数種の果物ジュースは健康な歯と骨を作るためにカルシウムが添加されている。しかし、ジュースの摂取は、もし、子どもが哺乳瓶・コップ・紙パックを一日中与えられたり、入眠時に与えられたりした場合には、虫歯の現実的な原因となる。さらに、果物ジュースではなく、果物ドリンク、または、カクテルは一〇〇％の果汁を含んでいない。それらは、他の甘味料や、人工香料、その他の成分を含んでいる。

改定された声明では、アメリカ小児科学会は小児におけるジュースの摂取を規制したい小児科医と親に対する推薦文のリストを拡大した。

（1）果物のジュースは生後六ヶ月前の乳児に与えるべきではない。

（2）生後六ヶ月以後、乳児は一日を通して容易に飲むことができる哺乳瓶やコップからジュースを飲むべきでない。

（3）乳児は入眠時に果物のジュースを飲むべきではない。

（4）一歳から六歳までの幼児においては、果物のジュースは

一日一一三〜一七〇ミリリットル以内に制限されるべきである。
（5）七歳から十八歳までの小児では、果物のジュースは一日二二五〜三四〇ミリリットル程度を摂取するべきである。
（6）すべての子どもは果物全体を食べるように推薦されるべきである。

　アメリカ小児科学会は、親と小児科医が一〇〇%果物ジュースは適量が使われた時には、小児の食事の健康な素材になりうることを知って欲しい。しかし、過剰なジュースの消費は栄養不良、下痢、胃の障害、虫歯と関係していることも知って欲しい。

（翻訳文は角田和彦先生の訳を利用させていただきました）

　つまり、結論として生後六か月前の乳児に果汁は必要ありません。

　佐守小児科では、というよりも私たち食物アレルギーに取り組んでいる医師たちの間では、こんなことはとっくの昔から言い続けているのです。

〈まとめ〉

①果汁という形ではなく、果物そのものを与えるのはまだよしとしましょう。
②離乳が始められて数か月後、八〜九か月ぐらいで旬の国産果物をごく少量から与えましょう。
③それを搾った果汁も必ず薄めて使いましょう。
④バナナやマンゴーなどといった南洋果物は、たしかにいろいろな離乳食の本に書いてはありますが、絶対にやめておきましょう。

原文を参考にしたい方のために出典を示します

① AMERICAN ACADEMY OF PEDIATRICS (Committee on Nutrition): The Use and Misuse of Fruit Juice in Pediatrics. Pediatrics107: 1210-1213, 2001
http://www.aap.org/policy/re0047.html

② AAP WARNS PARENTS AND PEDIATRICIANS: THAT FRUIT JUICE IS NOT ALWAYS THE HEALTHIEST CHOICE (For Release: May 7th, 2001)
http://www.aap.org/advocacy/archives/mayjuice.htm

解度が低く、とてもアレルギー用としては使えません。もっとも、はじめから「アレルギー用ミルクではありません」と缶には書いてありますが、E赤ちゃんを「アレルギー予防用」として使っていた時代には、味のわるい「MA－1」や「ペプディエット」「エピトレス」しかなく、その味、風味がMA－1などより優れていて飲みやすいという理由で、E赤ちゃんを予防用として使い始めた経緯があります。

しかし、現在では、より味・風味のよい「ミルフィーＨＰ」や「ＭＡ－mi」が利用できるわけですから、私たち専門医はＥ赤ちゃんを予防用に使うことはしていません。唯一、「牛乳アレルギー解除試験」のときに、ある程度分子量の多い「負荷用ミルク」としての利用価値があります。

ただ、困ったことに、産院の退院時の「おみやげセット」のなかに、サンプルとして配られているときがあります。産院の産科の先生方の知らないレベルで、ほとんどの「おみやげセット」が配られています。実際にしばらくＥ赤ちゃんを飲んでいて、しだいにミルクに感作されていって、ふつうのミルクに変えたとたんに即時型の症状を呈した例もありました。「ミルフィーＨＰ」も「Ｅ赤ちゃん」も立派な研究のもとにつくられたよいミルクなんだろうと思いますが、その使用方法については慎重にならざるを得ないでしょう。

7　幼児期から学童期の特徴と注意点

(1)　原因・症状がある程度定まる

幼児期になると、食物アレルギーとしての症状はある程度固定され、どの食べ物が駄目で、どんな症状が出るのかがはっきりしてきます。学童期ともなれば、本人の「あれを食べてはだめ、あかん」「これは、ＯＫ！」「あ！　間違がって食べちゃった」などといった自覚がさらに完成してきます。集団生活、とくに給食を中心とした「園・学校でなにかを食べる」ということ自体は、年齢が上がるにつれて徐々に危険度は低くなってくるといえます。

一方で、アレルギーの症状は全身にさまざまな形で呈するようにもなり、食べ物との直接的な相関関係は見えにくくなってきます。三歳を過ぎるころから吸入性抗原（ハウスダストやダニ、スギ花粉）などに影響を受け始めてきます。つまり、気管支喘息や花粉症などが発症してきます。食物アレルギーだけに気をとられていてはいけなくなってくる時期で、他のさまざまな抗原の影響も心に止めておかなければなりません。

(2) 見えないところで口にすることも増える――隠れ食い

食物アレルギーについて本人の自覚も芽生え、家庭内、親の目が届くところでの事故は少なくなってきますが、そうはいっても所詮はまだまだ「子ども」です。子ども自身の行動範囲、友だち付き合いなども広がっていき、親の目が届かないところが増えてきます。お呼ばれしたときに他の子どもと同じものをほしがるようになったり、友だちとの遊びのなかで友だちが持っているものを食べてしまったりするなど、親の目の届かないところでの事故が増えてくるようになります。

私が東京にいた二〇年前に、重症な食物アレルギーの中学生の修学旅行があり、さまざまな関係者の協力のもと、旅行先での「除去食」を手配しました。しかし、その生徒は旅先の気のゆるみか、出来心か、友だちと連れだって「ファーストフードのハンバーガー」

を食べてしまいました。しかも、その現場を引率の先生が偶然見つけてしまいました。ここから後がたいへんでした。心配されていた症状はなにも出なかったのですが、逆にそのことで、「いったい今までの除去はなんだったのか？」「そこまでする必要はなかったのか？」など、問題が噴出してしまいました。よくよく本人に聞いてみると、以前から学校帰りに「買い食い」をときどきしていて、少しぐらいかゆくなることはあっても心配されていたほどの症状は出ないから、「これくらいなら、食べてもいいや」と「自覚」していたというのです。

まあ、こんなことがないように、食べてはいけないもの、食物アレルギーのこと、たくさんのまわりの人たちに助けられて「今」があるということを、少しずつ日々の生活のなかで、教えていきたいものですね。

第5章

食べられるものが増える！　選択・回転食療法
——食べてもよいもの・食べてはいけないもの

1　選択食のすすめと回転食療法

(1) 卵・牛乳・小麦が駄目なら、なにを食べさせたらいいの？

実際に診療しているとき、「食物アレルギーと診断されましたが、『卵や牛乳をやめなさい』といった指導だけで、実際になにを食べたらいいのかわかりません」という質問が、多くのお母さん方から寄せられます。

わが国では、卵・牛乳・小麦に対してアレルギー反応を起こす人が多く、これら三つを食物アレルギーにおける「三大アレルゲン」と呼んでいます（一昔前までは、卵・牛乳・大豆が三大アレルゲンと呼ばれていました）。食べてすぐに症状の出る「はっきり型」と、しばらくたって症状の出る「かくれ型」はともに、この「三大アレルゲン」の関与が一番多いようです。ごく軽症で治療の開始時期が早ければ、これら「三大アレルゲン」を単純に除去しただけでもよくなる場合があります。

乳幼児期においては、「三大アレルゲン」のうち、卵、牛乳、小麦の順でアレルゲンとなる頻度が多い傾向があります。しかし、卵だけ、牛乳だけといった場合はきわめて少なく、なんらかの形で複数のアレルゲンが関与していることが多々あります。

食物日誌をつけることが、この複数のアレルゲンの発見にもたいへん有用です。アレルギーの原因食物の推定だけでなく、繰り返すことになりますが、食物摂取の偏り、栄養のバランスなどが確認できます。医師、栄養士に見せることだけが目標ではなく、お母さんご自身の「食」に対する確認になります。

それに加えて、身体によい食物を食べていくための工夫も必要です。その一つの方法として、選択食と回転食療法を取り上げてみましょう。

(2)「これも食べられる」を探していく「選択食」

ここで紹介する「選択食」とは、アレルギーを起こさないように、食材を回転させて食べていくという「東京医大式回転食療法」(以下、回転食と略す場合もあります)をベースにして献立を組み立て、かつ読んで字のとおり、身体によいものを選んで食べていこうという方法です。

「あれが食べられない」「これも、食べたらいけない」だけではなく、「これは、いけた！」「こんなものも食べられた！」を増やすことが大切であり、安全に食べられるものをできるだけたくさん探すことが大切であると考えています。私たちが「安心して食べられるものを選んで食べていく」という意味で「選択食」という言葉を使っています。

「食べたらいけないもの」はたしかにあります。「食べないほうがいいもの」もたくさんあります。でもやっぱり、除去する食べものに気を取られることよりも、「食べてもいいもの」をいっぱい増やしていくことのほうが、栄養のバランスも、心のバランスも保ちながら、食事療法を楽しく進めていくポイントになると考えています。

そのために考えられた方法が、次に述べる東京医大式回転食療法です。この療法に選択食の概念を加えた「選択・回転食療法」が、心と栄養のバランスを考えた最新式の食物療法だと考えています。

(3) 選択食のベースとなる「回転食療法」

回転食療法とは、毎日の料理の内容を変えていく方法で、アメリカのランドルフ博士や群馬大学の松村名誉教授らが始められ、推奨された方法で、もともとは成人に対して実施されたものでした。東京医大式回転食療法とは、二十数年前、松延正之先生と千葉友幸先生（東京医科大学小児科学教室の私の先輩）らが発表・実践された食事のとり方についての方法です。

それによると、穀物、野菜、果物、魚介、肉類、調味料、おやつや飲み物などをグループ分けして、その各々について一品、野菜は二、三品、多い人は五、六品を選んで回転させて食べていくというのです。

そして、すべての食材料を食品群に分け、それぞれ抗原性の低い順番から並べた独自の食物抗原の強弱（抗原度）表をつくりました。抗原度を①②③に分け、さらに「注意したほうがよいもの」と「医師の指示で試すもの」の五段階に分けたものです。ただし、これらの抗原度表は住んでいる地域によって若干の違いがあります。表5－1、2で、関西に住んでいる者にあわせた「関西版」（佐守小児科　二〇〇六年度版）を示します。

「東京医大式　食物抗原強弱表・関西版」は、私が診療に携わった東京医科大学病院小児科や、関連病院のアレルギー外来に通院していた、食物アレルギーの患者さんの食物日誌の解析結果をもとに、統計的に抗原度の低いものと高いものを区別したものです。大学のアレルギー担当の松延先生や千葉先生らがつくられたものを、私が関西の患者さんと協力して関西に合ったものに改変して関西版として作成したものです。松延先生・千葉先生のオリジナルの「東京医大式　食物抗原強弱表」は、先生方のご著書やインターネットでご参照ください。

（4）選択食を始める前にやっておきたいこと
――食物アレルギーの診断法と診断の流れ

食物アレルギーの診断は、①十分な問診、②食物日誌の記入、③アレルゲンの推定、④除去・負荷テストという流れで進められますが、回転食療法は①〜④で原因抗原を決定、または推定してから開始しましょう。もちろん、食物アレルギーの治療として、環境整備、スキンケア、適切な薬剤の使用を大前提としたうえです。

表 5-1　東京医大式 食物抗原強弱表［関西版］　（佐守小児科 2006 年版）

	抗原度①	抗原度②	抗原度③	注意したほうがよいもの	医師の指示で試すもの
	通常①②で始めてもらいます				
穀類・芋類	ひえ　うるちあわ うるちきび アマランサス　キノア さくさく粉 ファインライス くず粉　上新粉 A-カットご飯 A-カットパン	もちあわ　もちきび タピオカ粉　サツマイモ(白，農林 1 号) 低アレルギー米 ＝3 度づき米 ＝12 分づき米 ＝高度精白米などと呼ばれている	大麦　はったい粉 オーツ麦　ライ麦 ハト麦　片栗粉 デュラム小麦粉 サツマイモ(紅赤，金時）白花豆 オートミール　白米	小麦粉（強力粉，薄力粉，中力粉） 玄米　胚芽米(7分づき米) トウモロコシ　パン うどん　麩 スパゲッティ コーンスターチ ジャガイモ	ソバ もち米 白玉粉 小麦胚芽 小麦全粒粉 サトイモ　ヤマイモ クワイ ヤツガシラ
	(注）ここにあげた穀類・芋類の抗原度は，あくまでも穀類・芋類にアレルギー反応を起こした場合に必要な抗原度表です。一般的なアレルギー食では，ここまで気を遣う必要はありません。ただし，玄米・胚芽米は要注意です。一般に，「身体によい」といわれている食品でも，いざアレルギーとなるとそうともいえないという典型的食品です。				
根菜	□ダイコン(みの早生，四十日，聖護院)， ☆アジア系かぶ[7]（今市，寄居，津田，天王寺，聖護院)， ☆欧州系かぶ[7](長カブ，小カブ，山内)	□ラディシュ（白丸，赤丸，ハツカダイコン，白長など)， ☆コールラビ[5]	□ダイコンおろし タマネギ かんぴょう	レンコン ラッキョウ ニンジン 金時ニンジン ショウガ　ミョウガ ゴボウ	タケノコ こんにゃく ユリネ 山菜類全般 ビート　ヤマゴボウ サルシフィー ニンニク
緑黄色野菜	☆ノザワナ[1] ☆コマツナ[1] ☆チンゲンサイ[1] ☆ミズナ[2]　キョウナ[2] ミブナ[2] ☆シロナ[3]　パクチョイ[3] ☆アブラナ[6]　菜の花[6] ◎サニーレタス グリーンレタス	☆ブロッコリー[5] ◎サンチュ(かきチシャ，マキタイナ) ミツバ アスパラガス(緑) オカヒジキ	青ネギ・浅葱・分葱 シソ　キヌサヤ シュンギク・キクナ ☆タアサイ・如月菜[4] △カボチャ[2] △ズッキーニ[2]	タカナ　ニラ　パセリ セリ　クレソン　フキ ワラビ　フキノトウ ヨモギ　ハコベ タラノメ　山菜類	ホウレンソウ（西洋系品種) カラシ ニガウリ
淡色野菜	☆キャベツ[5] ☆芽キャベツ[5] ◎レタス・サラダナ	☆カリフラワー[5] △トウガン[3] ◇ピーマン[1] アスパラガス(白)	◇シシトウ[1] サヤインゲン □貝割れダイコン アルファルファ モヤシ トウミョウ(豆苗)	△キュウリ[1] オクラ セロリ　ウド ゼンマイ　シイタケ マイタケ　ヒラタケ シメジ　ナメコ マッシュルーム	◇ナス[1] ◇トマト[2] ◇鷹の爪[3]　唐辛子 グリーンピース ソラマメ　キクラゲ マツタケ　エノキダケ
果物類	リンゴ(9～3 月ころ) ブドウ(6～10月ころ) 輸入ものも最近は使える	白桃　黄桃　ナシ アンズ　梅　プラム スモモ　ライチ	ビワ　柿　イチジク サクランボ　洋ナシ ナツメ　リュウガン	イチゴ　ザボン パイナップル △スイカ[4] △ウリ・メロン[1]	柑橘類ほとんど キウイ　マンゴー パパイヤ　ドリアン アボカド　バナナ
食物群分類	☆アブラナ科アブラナ属：1）カブナ群，2）水菜群，3）白菜群，4）タアサイ群，5）キャベツ群，6）ナタネ群，7）カブ群 □アブラナ科ダイコン属／◇ナス科：1）ナス属，2）トマト属，3）トウガラシ属／◎キク科アキノノゲシ属（レタスの仲間）／△ウリ科：1）キュウリ属，2）カボチャ属，3）トウガン属，4）スイカ属				
注意	あれもこれも「食べたらあかん」より，なにが食べられるのか，「食べてもええもん」を探し出し，増やしていくことが大切です。この表は，統計的に抗原度の低いものと高いものを区別した従来の「東京医大式食物抗原強弱表」をもとに，関西特有の食物を加味してつくったものです。抗原度①②は絶対安全というわけではなく，「医師の指示で試すもの」のなかでも食べて無症状の場合もよくみられます。ためらわずにどんどんチャレンジして，「食べてもええもん」を増やしていきましょう。				

表5-2　東京医大式 旬の魚の抗原強弱表［関西版］

（佐守小児科 2006年版）

	抗原度①	抗原度②	抗原度③	注意したほうがよいもの
	通常①②で始めてもらいます			
春	天然タイ　サヨリ メジナ　アナゴ（生） 天然イワナ・ヤマメ アマゴ　ナマズ ホウボウ ☆トリ貝　ミル貝 タニシ　ホッキ貝	オコゼ　クロダイ タチウオ　ウナギ(生) メゴチ・コチ アンコウ　アイナメ コウナゴ・イカナゴ シラウオ ☆青柳　ムール貝	イサキ　サバ　イワシ イシモチ・ニベ・グチ カツオ　マナガツオ サケ(生)　モロコ キビナゴ　スズキ　メバル ヤリガレイ　メバチ(サバ科) メルルーサ・ホキ 養殖イワナ・ヤマメ ☆サザエ　トコブシ ホタテ貝(産卵前期)	養殖タイ マグロ　ブリ　サワラ タラ　シラス ☆アサリ　ハマグリ　シジミ
夏	天然タイ　天然アユ アナゴ(生)　サヨリ 天然イワナ・ヤマメ ナマズ　シタビラメ	イサキ(初夏)　クロダイ タチウオ　ウナギ(生) マナガツオ　コイチ メゴチ・コチ　ハモ	アマダイ　トビウオ　アジ イナダ　ヒラマサ　シイラ カツオ　ハゼ　メバル スズキ　天然カンパチ サケ(生)　キス　ホシガレイ イシモチ・ニベ・グチ	養殖タイ　サワラ イワシ　養殖カンパチ 養殖アユ ☆シジミ　アワビ
秋	天然タイ　サヨリ シタビラメ 天然イワナ・ヤマメ	カワハギ・ウマズラ・ハゲ タチウオ カジカ・ゴリ　クエ・アラ メゴチ　コチ　ハゼ イシモチ・ニベ・グチ ☆マテ貝　ムール貝	アジ　サバ　サンマ　シイラ ヒラマサ　アマダイ　イトヨリ カマス　ベラ　カジキマグロ コノシロ・シンコ・コハダ スズキ　メバル　ホッケ（生） カサゴ　マス　コイ ☆トリ貝　赤貝	メバチ　ボラ　ニシン イボダイ（ウオゼ） 養殖タイ　養殖ハマチ ☆アサリ　ハマグリ　シジミ
冬	天然タイ 天然イワナ・ヤマメ トラフグ　メジナ ホウボウ ☆トリ貝　ミル貝 タニシ　ホッキ貝	アンコウ　アイナメ ハゼ　イトヨリ　オヒョウ カワハギ・ウマズラ・ハゲ キンメダイ・クエ・アラ ☆青柳　赤貝　マテ貝 小柱（青柳の貝柱） タイラ貝　ムール貝	ヒラメ　ブリ　ボラ　ニシン マナガツオ　メバル　アジ マガレイ　養殖フグ クロムツ　ムツ　ニベ アコウダイ　アマダイ メルルーサ・ホキ ☆サザエ　ホタテ貝 トコブシ	養殖タイ タラ　ワカサギ マグロ　イワシ　サバ ティラピア・チカダイ ☆アサリ　ハマグリ　シジミ
医師の指示で試すもの		☆カニ　エビ　イカ　☆サケ（塩）　☆アジのひらきやその他の乾物（速成剤を使用しているものがある）　☆調理済（たれのかかった）アナゴ・ウナギ ☆カキ　ウニ　ムラサキ貝		

《旬のなくなっている食材》　養殖・輸入・解凍ものは1～2ランク下げて注意したほうがよいでしょう。冷凍・解凍ものは，完全解凍後によく洗って，一度湯引きをした後に調理するようにしましょう。
◎養殖もの：タイ　ブリ　ヒラメ　シマアジ　アジ　トラフグ　コイ　ウナギ　カワハギ　エビ　スズキ　マグロ　ティラピア（イズミダイ，チカダイ）　アイナメ　ニジマス　サケ　マス　ヤマメ　イワナ　アユ　アサリ　ムール貝　など
◎輸入・冷凍・解凍もの：エビ・ブラックタイガー（東南アジア産）　タイ（○○ダイ，△△ダイなど輸入ものの“タイもどき”）　カレイ　サンマ　タラ　オヒョウ（カリフォルニア産）　シズ・バターフィッシュ（北米大西洋産）　マダコ（70％西アフリカ産）　ホッキ貝（アメリカウバガイ，カナダ産）　トリ貝（韓国産）　青柳　イイダコ（東南アジア産）　スルメイカ（ニュージーランド産）　モンゴウイカ（すしねた用，西アフリカ産）　など

注意点　※魚介類は，どんな素材でも二度洗いしてから調理したほうが安全。／※本当の名前ではなく通称で売られているもの（とくにタイの名前のつく魚）は要注意。／※スーパーで売っている切り身（発色剤，着色剤），得体の知れない○○もどき，コピー食品などは要注意。／※抱卵期の魚（卵アレルギーで要注意）は，下ごしらえで内臓，卵巣を取り，よく水洗いをしてから調理すること。／※塩サケ，アジのひらきを代表とする年中安価で手に入るもの／※味噌漬け・かす漬けなどの加工魚はなるべく避ける。／※観光地のおみやげで売っているアワビやトコブシの醤油漬けは粗悪なアワビもどき（チリ産のラパス貝など）が使用されていることが多く，強いアレルギーを起こすことがある。得体の知れない珍味には手を出さぬように！／※魚屋のおっちゃんと仲良しになって新鮮で，旬のおいしいところを教えてもらおう。

①問　診

家族にアレルギーの人がいるかどうか、食歴（妊娠中から母乳、人工乳、離乳食、好き嫌いまで）をくわしく聴取します。

②食物日誌の記入

食物日誌の記録を始めることが基本中の基本。これがつけられない人は、まわしをつけずに土俵に上がるお相撲さんのようなもので、勝負になりません。

③アレルゲンの推定（一一七～一二六ページ参照）

●血液検査　血液中にアレルギー反応に関係のある抗体ＩｇＥがどれだけあるかを調べます。

●皮膚テスト　皮膚にアレルギーの原因となっていそうなもののエキスをほんの少しつけて反応をみます。

●ヒスタミン遊離試験（ＨＲＴ）　実施するのは三歳以降が有効です。とくに、ＩｇＥの検査だけで除去を続けている場合に、ＨＲＴをすると食べられるものがわかります。

④除去・負荷テスト

疑わしいと思われる食品を二週間前後除去してみます。除去することで症状の改善の有無を観察します。そして、その後ふたたびその食品を与え、症状の誘発があるかどうかを確認する方法です。ただし、症状の誘発が起こることを考えると、簡単にできる検査ではありません

以上の①～④で原因となる抗原を決定または推定して、次項で述べる回転食療法を開始

します。

2　回転食療法の実際

(1) 回転食の始め方

回転食療法の実際として、東京医大式回転食の基本的な考え方と方法を表5－3に示します。原則的に五日回転法で進めていきます。これは、五日間に同じ食物を二度以上は食べないということを原則にする、つまり、同じ食べ物は四日以上あけて食べるということになります。はじめの日に食べた食品「A」を、五日目にもう一度食べるのが五日回転法です。

一日という感覚は、朝食から昼食、夕食という流れが一般的ですが、昼食から始めて次の日の朝食までを一日と考えていってもさしつかえありません。

また、分類的に同じ科の食物は、名前、形が違っていても、同種の抗原性をもっている場合もあるので、二～三日以上はあけることを原則とします。とくに、野菜の場合は科や属に対して知識をもっておく必要があります。ナスとトマトは同じナス科で親戚だとか、ダイコンとキャベツは同じアブラナ科だなどということを、一度、表5－1（一四二ページ）の穀物・野菜・果物の食物抗原強弱表に目を通して、確認しておくとよいでしょう。

魚介類はできるだけその地域の近辺でとれる「旬」の食材（一四三ページ表5－2参照）

表 5-3　東京医大式回転食の基本的な考え方と方法

（除去と負荷に基づき診断と治療・予防を兼ねています）

穀　物	主食となる穀類にもアレルギーを示す人がいます。米，小麦に雑穀芋類を混ぜて，回転させていきます。 （注：穀物の回転が必要な人はかなり重症な人に限ります） 米・小麦・A-カットご飯・ライ麦 → 4日回転 アワ・酒米・キビ・サツマイモ → 4日回転
野　菜	野菜は抗原性の低いものが多く3～4日続けても安全であるため，旬を考えてこのように群をつくり回転します。 AB・BC・CD・DE・EA → 5日回転 でABに戻る ABC・BCD・CDE・DEA・EAB → 5日回転 でABCに戻る 〈例〉A：ダイコン・ブロッコリー・ハクサイ B：キャベツ・ニンジン・カブ C：レタス・長ネギ・カリフラワー D：チンゲンサイ・カボチャ・コマツナ E：エンドウ・ピーマン・アスパラガス
魚介・肉類	重要なタンパク源です。できる限り魚を中心にして，回転していきます。 A・B・C・D・E → 5日回転 AB・CD・EF・GA → 4日回転
果　実	果物は旬のものが多く，なかなか何種類も回転できません。缶詰の使用はやめましょう。 （輸入果物には，注意が必要） A・B・C／A・B・C → 3日回転
食用油	大豆PCA反応に合格した油が原則。使用量は必要最小限にして使用し，少容量のものを買い，一本終了するごとに種類を変える。 A／B／C，A／B／Cと3種類で回転する
お　茶	お茶も回転することが望ましい（麦茶は避けたほうがよい）。 煎茶・番茶・紅茶・緑茶・ウーロン茶・ルイボス茶・杜仲茶など
その他	味付け方法，だしの取り方も回転させる。 ☆カツオ節・ワカメ・各種の魚骨や貝・昆布・煮干し・シイタケなどでだしを取る

注意：これは，あくまでも考え方ということで，みなさんにこうしなさいというものではありません。

※「野菜」「魚介・肉類」「果実」「食用油」のアルファベット（A，B，C・・・）は，それぞれ食べ物の種類を示します（Aを食べたらB，C・・・と回転していきます）。

※現在東京医大病院では回転食療法による食事指導は行っておりません。

を選んでください。春の魚は春に、夏の魚は夏に、それぞれ季節のものを食べるようにしましょう。いわゆる「旬のなくなっている食材」といえる養殖魚、輸入・冷凍・解凍魚にはよく注意をしましょう。

回転食の第一の基本は、種類の違った食べ物を数多く回転させていくことです。しかし、回転させるには、どんな食べ物でもよいというわけではありません。卵・牛乳・小麦の三大アレルゲンをはじめとして、仮性アレルゲンや化学物質を多く含む食べ物をなるべく少なめにし、季節の旬のものを利用し、さらに食品添加物にも注意をはらい、できる限り低農薬のものなど、安全性の高い食材を選んで回転していくことです。

(2) 回転食の三つの目的

回転食には、①診断する（抗原食物を見つけ出す）、②治療する、③予防する、という三つの大きな目的があります。

たとえば、五日に一度ジャガイモを食べる回転食をして、必ずジャガイモを食べた後に症状の出現、悪化が認められる場合、ジャガイモを抗原として疑うことができるわけです。または、ジャガイモが安全であったとしても、毎日食べ続けていると、新たに抗原性を獲得することがあるということも一つの仮説としていわれていますので、それを予防するためにも、五日回転法で摂取することをすすめています。

三つの目的のうち、どれを主な目的とするかにより、また対象者の年齢、症状の強さ、抗アレルギー剤（インタール、ザジテンなど）の併用の有無、などによって、回転食に使用する食物が少しずつ違ってきます。必ず、医師や栄養士の指導を受けてから回転食を始めるようにしてください。

（3）回転食でアレルゲンを見つけ、治療する

たとえば、「はっきり型」で、「卵」の関与が疑われ、「卵の除去」をしても症状の改善が今一つであるという場合、なにかほかの食物の関与がある可能性があるわけです。ほかのアレルゲンを突き止めなくてはなりません。そこで、回転食を始めるわけです。今までの経過から、明らかに食べると症状の悪化するもの、つまり「食べたらいけないもの」は、しばらく食べるのをやめます。そして、抗原性の低い食品群から順々に摂取していく、つまり「東京医大式食物抗原強弱表」の登場です。

（4）抗原を見つける

回転食の進め方ですが、抗原性の低い食材料、つまり抗原度①、②の群を中心とした回転食メニューをつくります。これをしばらく続け、症状の落ち着いているときに、抗原性の疑わしきものを、回転に組み込んで食べるようにします。五日回転が基本ですが、六～七日の回転がよいでしょう。この疑わしきものを食べるたびに、なんらかの症状が出れば、疑わしきものは「食べてはいけない」抗原食物の可能性が高いわけであり、無症状であれば、「食べてもいいもの」ということになるわけです。

しかし、先ほども述べたように、「食べてもいいもの」であったとしても、食べ続けてよ

いものはなく、必ず回転して食べるように心がけてください。

疑わしきものが「はっきり型」か「かくれ型」かによっても症状の出方は違います。

「はっきり型」：早ければ数分から数十分、数時間後。

「かくれ型」：半日から一日後、遅いときは二日から二日半後。

ですから、さかのぼって原因食物を探していくときに注意が必要です。

（５）回転食で新たなアレルギーを未然に防ぐ

抗原性の比較的低い食材料、つまり［関西版］（一四二ページ表5-1、一四三ページ表5-2）の抗原度①、②の群を中心に、回転摂取をしていくわけですが、この「抗原度」の強弱は「すべての人に安全」「この強弱は絶対のもの」というとそうではありません。あくまでも統計的な目安であることを忘れないでください。また、「注意したほうがよいもの」「医師の指示で試すもの」のなかでも、食べられるものはたくさんあります。最初から「食べられない」とあきらめないで、回転食で安全な食べ物を探しながら、医師の指示をもらいながらチャレンジしていって、「食べてもいいもの」を増やしていきましょう。

3　どうしてもはずせない「仮性アレルゲン」のはなし

食物アレルギーに類似した反応を起こす原因として、食物自身に含まれるさまざまな物質によって、アレルギー様反応を起こすことが知られており、「仮性アレルゲン」と呼ばれ

表 5-4　ヒスタミン含有量の多い可能性のある食品

食　材	食 品 名
発酵食品	チーズ（パルメザンチーズ，ブルーチーズ，ロケフォートチーズ），赤ワイン
野菜類	ホウレンソウ，ナス，トマト，エノキダケ，タケノコ，ジャガイモ，セロリ，エダマメ，タマネギ，レタス
鮮度の落ちた魚	マグロ，サバ，イワシ，カツオ，サンマ
缶詰食品	マグロ，イワシ
肉　類	牛肉，鶏肉，馬肉，豚肉
果実類	キウイ，バナナ，オレンジ
その他の魚介類	カキ，カニ，エビ，サケ，タイ，ブリ，タラ

表 5-5　その他の仮性アレルゲンが多く含まれている食品

化学物質	食 品 名
アセチルコリン	トマト，ナス，タケノコ，サトイモ，ヤマイモ，クワイ，マツタケ，ピーナッツ，栗，ソバ
セロトニン	トマト，キウイ，バナナ，パイナップル，アボカド，プラム
イノリン	鮮度の落ちたサンマ，冷凍タラ，塩ザケ
トリメチルアミン	イカ，カニ，エビ，カレイ，タラ，スズキ，タコ，アサリ，ハマグリ
チラミン	トマト，バナナ，チーズ，ワイン，ニシンの酢漬け，ナス，チョコレート，プラム，アボカド，鶏レバー，チーズ
フェニールチラミン	赤ワイン，チョコレート
トリプタミン	トマト，プラム

ています。

仮性アレルゲンとは、アレルギー反応のなかで、中心的役割をもつ化学伝達物質と呼ばれるヒスタミンやアセチルコリンなどの成分が食物中に多く認められるものをいいます。トマト、バナナ、ナス、ホウレンソウ、ヤマイモ、タケノコ（一般にアクの強いもの）、サンマのひらき、冷蔵のタラ（鮮度の落ちたもの）などが代表的な仮性アレルゲンを含む食物です（表5－4、5）。乳児期や、体調のわるいときには、これらの摂取を控えてください。

４　食べたらいけない食物

(1) 除去が出発点

「三大アレルゲン」は、それぞれ栄養価が高く、そのうちの一つでも除去をする場合、必ず、ほかのものでその栄養を補ってあげる必要があります。また、最近の食生活、食文化のもとでは、「三大アレルゲン」がなにに、どれだけ、どういった形で含まれているのかが、わかりにくくなっています。最近まで三大アレルゲンの一つとされていた「大豆」も、同様の注意が必要です。これら「三大アレルゲン」や「大豆」の除去は、除去食療法の出発点であるとともに、選択食、回転食療法を進めていくうえでの、大事な基本的概念であるといえます。

しかし、「三大アレルゲン」や「大豆」など、全く食べられない子もいれば、調理・食べ方・量によっては影響が少ない大丈夫な子もいます。除去を進める際には、アレルゲンとなるものがどのランクが駄目なのか、把握が必要です。

表５－６～８（一五二～一五四ページ）に、卵・牛乳・大豆について、除去のレベルとその代替品の目安となるものを示しました。Ａが一番抗原度が強く、Ｂ、Ｃ、……となるほど抗原度が弱くなります。また、同ランクのなかでも、★印の数の多い食品ほど抗原度の強いものとしました。なお、小麦については小麦粉の種類（強力粉、準強力粉、中力粉、

表 5-6　卵のアレルギーの場合

（佐守小児科 2006 年版）

	食べたらあかんもの	注意と，それに代わるもの
A 卵	①鶏卵・うずら卵の生食★★★★ 魚の卵★★★（明太子・タラコ・イクラ・キャビア・カズノコ・タイの子） ②抱卵中の魚貝類★★（ワカサギ・シシャモ・コウナゴ・シラウオ・キビナゴ・貝類） ③しらす干し（腹がオレンジ色のもの）	①食べないことが原則。ただし，卵白は十分な加熱をすることによって抗原性の低下が認められている ②小魚でだしを取るときにも注意が必要 ③しらす干しを中止すると即座に症状の改善がみられることもあり，意外な盲点である
B 卵を用いた調味料	マヨネーズ★★★★ マヨネーズドレッシング★★ マヨネーズを使った料理すべて 果実酢の一部	少量のサラダ油・酢・塩などでドレッシングをつくる。コーンとジャガイモと油でマヨネーズもどきをつくる。日清マヨドレ E，マメネーズなど
C 卵料理	①卵料理★★★（卵焼き・目玉焼き・ハムエッグ・オムレツ・茶碗蒸し・オムライス・ゆで卵など） ②つなぎ★★（カツ・フライ・天ぷらなどの衣） ③その他の卵を使った料理★★~★（挽き肉料理・ピカタ・タコ焼き・イカ焼き・お好み焼きなど）	①一度でも卵料理に使った料理器具は使わないように専用器具を使うべし ②小麦粉のみで衣をつくる ③卵を入れないでつくる。卵の代わりにジャガイモやヤマイモのすりおろしを入れてつくる
D 卵を用いた菓子類	①菓子パン★★　ドーナツ★★　バウムクーヘン★★ カステラ★★★　ケーキ★★★　シュークリーム★★ 鯛焼き★★　回転焼き★★　どら焼き★★ クレープ★★　きび団子★★　ホットケーキの素★★ ②ビスケット★★~★　ボーロ★★　クッキー★★~★ ウエハース★　瓦せんべい★　炭酸せんべい★ ③プリン★★★　アイスクリーム★★★　ババロア★★ ミルクセーキ★★ ④あんこの艶出し・羽二重もち	①国内産小麦粉＋重曹やイースト＋砂糖でホットケーキや蒸しパンをつくる ②アレルギー用ビスケット（森永：アマランスビスケット，太田油脂：MS シリーズのビスケットなど），油で揚げていない磯辺せんべい ③旬の果実を冷凍してシャーベットの代わりとする（いろいろなブドウを使うとよい）。ゼラチンを使わず寒天を使う
E 卵を含む加工食品	①食パン★　ロールパン★ ②冷凍食品のカツ・フライ・コロッケなどの衣★★ 市販の天ぷら粉 ③ラーメン（インスタントラーメン）・一部の中華そば・スパゲッティ・マカロニ・生そば・スープの素・パスタ ④かまぼこ★　ちくわ★　はんぺんなどの練り物すり身の一部 ⑤卵を使ったハム★★　ソーセージ★　ウィンナー★ 大部分のインスタント食品	①自家製パン・フランスパン・蒸しパン ②小麦粉・片栗粉などを使って，卵を入れない衣をつくる ③そうめん・冷麦・ビーフン・卵の入っていない中華そばを使い，つゆは自家製のものとする ④自家製すり身でかまぼこ，ちくわをつくる ⑤自家製ハム・ソーセージ・ウインナー ⑥なるべくインスタントのものは使わない
F 鶏肉を用いた料理	①鶏肉の料理 ②コンソメ★　とりがらスープ・ゼラチン ③鶏レバー★　鶏ミンチ★	①ウサギやカエルなどの肉を使う ②インスタントは牛乳の混入にも注意が必要 ③ミンチは他の獣肉との混入が避けられないので注意が必要
G 卵黄	ゆで卵の黄身★（卵白の混入に注意）	かたゆで卵でしか完全な卵黄は与えられない
H 混入の可能性あり	市販のみりん・酢・メイプルシロップ（すべてではないが精製時に卵殻を使用） 果物の缶詰（艶出しとして） 外食の野菜サラダバーなど（乾燥予防スプレーに混入） ぬか漬け（卵殻を使うことあり）　こんにゃく（同左）　味付けのり	
I 医薬品	風邪薬に入っている塩化リゾチウム★★（卵白より精製。重症の場合はショックを起こすことがあるので要注意。必ず医師に伝えること） 麻疹・インフルエンザの予防注射（事前のテストで接種は可能）	

注：抗原度の強さは，★★★★＞★★★＞★★＞★＞無印

表5-7　牛乳のアレルギーの場合

（佐守小児科 2006年版）

	食べたらあかんもの	注意と，それに代わるもの
A 牛乳	牛乳★★★（コーヒー牛乳・フルーツ牛乳） 育児用粉乳★★★ スキムミルク★★★ コンデンスミルク★★★，山羊乳★	アレルギー用ミルク（森永：MA-1，MA-mi，ビーンスターク：ペプディエット／明治ミルフィーHP／要医師指示：明治エレメンタルフォミュラ，森永低脂肪MA-1／要注意：森永E〈いい〉赤ちゃん）
B 乳製品（酪製品）	①チーズ★★★★ ②バター★★　マーガリン★ ③生クリーム★★ ヨーグルト★（生乳の添加に注意） 　飲むヨーグルト★★（生乳の添加あり） ④乳酸菌飲料★★（ヤクルト・カルピスなど）	①チーズは食べないこと ②アレルギー用マーガリン（A1マーガリン） 自家製ジャム・マーマレード ③生乳の添加してあるものはプレーンのものより抗原度が強い（プレーンのものは入手しがたい） ④基本的に乳酸菌飲料は飲まない
C 牛乳や脱脂粉乳を使った料理	①グラタン・ポタージュ・ホワイトソース・クリームシチューなど★★~★ ②アサリのチャウダー　カキの臭み抜き ③スープの素★（コンソメ，ブイヨン） インスタントカレー★ マッシュポテト★ ④ピザパイ★★	①牛乳の代わりにぬるま湯（60℃くらい）で溶いたアレルギー用ミルクを使ってつくる ②使用する牛乳の量にもよるが，少量でもよく加熱すること ③インスタントのものは使わずに，アレルギー用に調製されたカレー粉を使う。永谷園：A-Labelのシリーズは比較的安全
D 牛乳や脱脂粉乳を使った菓子や食品	①ケーキ★★　ホットケーキ★　カステラ★ ワッフル★　ビスケット★　サブレ★ ②油を多く使うもの（ドーナツ・クラッカー・バターケーキ・ポップコーンなど）★★~★ ③クリーム★★　プリン★★　ウエハース★★ ショートニング（添加品あり） ④アイスクリーム★★ シャーベット★　粉末ジュース★　麦芽飲料★ ⑤菓子パン★★　大手製パンメーカーのパン★ 食パン ⑥チョコレート★★　キャラメル★　ミルクココア★ バターあめ★★　キャンディ★　ドロップ★ ⑦ゼラチン★★（グミ・ゼラチンプリン） ⑧果物缶詰（乳糖添加，艶出しに牛乳使用） ⑨ジャム（乳糖添加）	①牛乳を入れずにつくる。国産小麦粉＋重曹＋砂糖でつくる アレルギー用ビスケット（表5-6D参照） ③粉寒天と果物を使ったおやつをつくる（芋ようかん，果汁かん，果物コンポートなど） ④旬の果実を冷凍してシャーベットの代わりとする（かき氷・白玉・くずもちなど） ⑤フランスパン・自家製パン屋のミルクノンパンを利用する・自分でつくる ⑥水あめ，アレルギー用あめ・芋あめ・雑穀あめ。チョコレートは「食べんほうがええもん」の横綱です ⑦ゼラチンは強いアナフィラキシーを起こすことがあるので要注意 ⑧旬の果物を食べる ⑨自分でつくる
E 牛肉	①牛肉★★　牛肉を使った料理・レバー・ミンチ ②ハム，ソーセージ★★~★	①馬肉・鹿肉・ウサギ肉（かなり重症の場合に限る） ラム，マトン（牛と同科のため注意が必要） ②無添加の自家製にするか，アレルギー用のものを使う（日本ハム：アピライト）
F その他	市販の果汁・ジュース・コーラなどの嗜好飲料，ほとんどのインスタント製品 （なんらかの形で牛乳は含まれていると考えるべし）	自家製または自然食品店の無添加100％果汁（還元果汁不使用，搾ったままのもの），お茶類を飲ます
G 混入の可能性のあるもの	大手メーカーの濃縮還元100％果汁やサイダー（他製品と同一ラインによる製造） 果物のワックス（原料は牛乳） ココナッツミルク（乳化剤としてカゼイン使用）	
H 医薬品	止痢剤のタンニン酸アルブミン★★（脱脂粉乳より製造。アナフィラキシーの報告もあり，要注意），カプセル（ゼラチン使用），カルシウム剤（牛骨粉使用のもの。注意：焼成卵殻カルシウムは，牛乳はもちろん鶏卵アレルギーでも安全）	

注：抗原度の強さは，★★★★＞★★★＞★★＞★＞無印

表 5-8　大豆のアレルギーの場合　　（佐守小児科 2006 年版）

	食べたらあかんもの	注意と，それに代わるもの
A 大豆油	①すべての市販の天ぷら油・サラダ油・ナタネ油・100%コーン油・ゴマ油・紅花油など（大豆油が混入しているので使えない） ②マーガリン★★　ショートニング★★ マヨネーズ★★ ③上記の油を使った料理 ピーナッツバター	①大豆油を全く含まないことが検定された油を使う（表示をよく見て使う。経験的に安全なものはボーソー油脂のもの） ②アレルギー用マーガリン（ボーソー油脂：A1ソフトマーガリン） ③④油を使う料理は上記の油を少量使うようにし，小びんを利用し，油そのものも回転を心がける
B 大豆油を用いた食品	④油揚げ・生揚げ・がんもどき・フライ・コロッケスパゲッティ・そうめん・冷麦の麺（のびをよくするため）・インスタント麺（揚げ油）・即席やきそば（ほぐれやすくするため） ⑤市販のレトルトカレー・インスタントカレールー ⑥油漬け缶詰（シーチキンなど）	⑤アレルギー用または自家製カレールー ⑥紅花や米油の 100%の缶詰あり
C 大豆油を用いた菓子類	①スナック菓子類すべて★★★（ポテトチップス・カール・カラムーチョ・エビせん・揚げせん・うぐいすボールなど） ②かりんとう★ コーンフレーク★	①スナック菓子を食べさせるということ自体，アレルギーを治したいという食生活の基本からかけ離れていることである。絶対に与えるべきではない ②ダイズノン菓子類（表示を確認して）
D 大豆乳★★	豆乳・ボンラクト・ソーヤミールなど	牛乳アレルギー用ミルク（表 5–7A 参照）
E 豆を用いた食品	①大豆 豆腐★　きな粉★★　納豆★　もやし★★ エダマメ★★　おから★★★ ②小豆 アルファルファ★★ ③あんこ類★★（あんこを使った和菓子類・ようかん） ④ナッツ類★★ バターピーナッツ・アーモンド・松の実・カシューナッツ・ミックスナッツ ⑤その他の豆類★（インゲンマメ・ソラマメ・サヤマメ・ウズラマメ・サヤインゲン・オタフクマメなど） ⑥トウモロコシ★★　ゴマ★★　練りゴマ★★★	①豆腐・納豆は比較的抗原度は低く，除去を解除していくときに使いやすい ②インゲン属（白い色の種皮をもつ白花豆・福白金時・姫手亡，若芽を食べる豆苗〈トウミョウ〉など）も同様に使いやすい ③芋あん，カボチャあん，白玉，くずもち，くず湯 ④ナッツ類は極端に油性成分が多いので極力食べないようにする ⑥ゴマ油は少量でも抗原度が強いので要注意（ゴマは直接大豆との交差抗原性はないが，油としてこの項にあげた）
F 味噌・醤油を用いた食品・菓子類	①味噌汁・魚の味噌漬け・野菜の味噌漬け ②市販の煮物・佃煮・漬け物 魚の干物・味付けのり・ふりかけ・でんぶ ③醤油せんべい・あられ ④カキ油・ソース類・ケチャップ類の一部 ⑤くん製・市販の惣菜類の大部分	①ノンダイズ味噌・醤油，雑穀味噌・醤油などを使用する ②自分で魚の干物・ふりかけをつくる ③自家製のせんべい・あられ ⑤市販の惣菜はなるべく買わない
G その他	レシチン（乳化剤=大豆油）を用いた食品：洋菓子類（バターの代わりに）　おこし・ポン菓子（型油）　味付けのり・だし昆布・春巻の皮・もち帰り寿司・輸入小麦 大豆タンパクを用いた食品：肉まん・餃子・ハンバーグ・肉団子など挽き肉の惣菜類，ハム・ソーセージなど肉加工食品，かまぼこ・ちくわなど練り製品類，その他多数の加工品類 コーヒー★　ココア★　コーラ★　ピーナッツバター★★　チョコレート★★ ほとんどの缶詰★　オイルコーティングしてある乾燥フルーツ パン・パン粉（型油） 冷凍野菜（ミックスベジタブルなど）やカット済み野菜は，ほぐれやすくするためにオイルを使用	

注：抗原度の強さは，★★★★＞★★★＞★★＞★＞無印

表 5-9　小麦粉の種類と利用方法

種類	利用・タンパク質含有量(%)	等級		
		1等粉（灰分量：0.3 ～ 0.4）	2等粉（灰分量：0.5 前後）	3等粉（灰分量：1.0 前後）
強力粉	利　用	パ　ン	パ　ン	グルテン（麩《ふ》など），デンプン
	タンパク質含有量	11.5 ～ 12.5	12.0 ～ 13.0	——
準強力粉	利　用	パ　ン	パ　ン	グルテン（麩など），デンプン
	タンパク質含有量	11.0 ～ 12.0	11.5 ～ 12.5	——
	利　用	中華麺	——	——
	タンパク質含有量	10.5 ～ 11.5	——	——
中力粉	利　用	そうめん，冷麦，うどん	多用途	——
	タンパク質含有量	8.0 ～ 9.5	9.5 ～ 10.5	——
	利　用	菓　子	菓　子	——
	タンパク質含有量	7.5 ～ 8.5	9.0 ～ 10.0	——
薄力粉	利　用	菓　子	菓　子	——
	タンパク質含有量	6.5 ～ 8.0	8.0 ～ 9.0	——

注：小麦粉は，小麦からつくられているが，強力粉，準強力粉，中力粉，薄力粉の4種類があり，タンパク質の含有量，グルテンの質によって区別されている。一般に強力粉が，その名のとおり，タンパク質含有量がもっとも多く，グルテンも強靱とされている

薄力粉など）や食べ物の形態による抗原度の差はよくわかっていませんので、すべてに注意が必要です（表5－9）。

(2)「○△×ノート」で食べてもいいもの探し

東京医大式回転食を進めていきますと、「食べてもいいもの」（○）と「食べたらいけないもの」（×）とのおおざっぱな区別がついてきます。しかし、まだまだ疑わしい食べ物や、体調やそのときの食べ合わせなどが影響して「これはどうだろうか」（△）と判断のつきにくい場合も出てきます。

そこで、一定期間、食物日誌を続けた後、整理して食物日誌とは別に、「○△×ノート」をつくりましょう。

穀物、野菜、果物、魚介、肉類、調味料、おやつや飲み物などのグループに分け、それぞれ食べた日時を書き、その陽性反応（かゆ

みが強く出た、患部が赤くなった、夜になると機嫌がわるかったなど）の有無で「○△×」に分けてみます。

明らかに（×）のものは繰り返し与えることが少ないので判断がつきやすいのですが、（△）と判定していたものを、もう一度、六～七日の回転法で食べてみると、（○）か（×）かがはっきりしてくることがあります。また（○）と判定していたものであっても、注意が必要なことに気づくこともあります。

こうして、どんどん「食べてもいいもの」を増やしていきましょう。○△×のつけ方は、各人の自由でけっこうです。大事なのは、後になってから自分にとってわかり、目安になるようであればよいのです。

5　最新・「食べんほうがええもん番付表」

食物アレルギーの治療では、食べ続けてよいものは原則としてありません。いろいろな「食べてもいいもの」を増やしていくことが大切なのですが、経験的にアレルギーをもっている人は「食べないほうがいい」といわれている食物があります。それらの食べ物は、一般の人には問題なく栄養学的にも優れている食物であっても、アレルギーの人にはデメリットな面が大きいのです。

そこで、さまざまなアトピー患者を診察してきた私の経験から、「これは食べないほうがいい」と思われる食べ物について、大相撲の番付表にたとえて「食べんほうがええもん番

食べんほうがええもん番付表

東		西
チーズ チョコレート	横綱	マヨネーズ スナック菓子
シラス・魚卵 市販のカレー	大関	バナナ トマト
ファーストフード 乳酸菌飲料	関脇	インスタント食品 菓子パン・洋菓子
揚げ物 アイスクリーム	小結	香辛料（トウガラシ・コショウ） 南洋果実（キウイ・メロンなど）
タケノコ ホウレンソウ イチゴ 清涼飲料水 エビ ピーナッツ コーヒー	前頭	エノキダケ ナス ゼラチン どぎつい色の菓 刺身 冷凍魚介類 ゴマ・練りゴマ
練り製品（ハム・ソーセージ） 塩干物（塩ザケ・ひらき） もち米 豚肉 トウモロコシ	幕下	一般冷凍食品 ミンチ肉（あいびき） 玄米 ベビーフード アサリ・ハマグリ

親方：合成着色料・保存料

別格：卵白・牛乳・小麦・大豆

たにまち

油　甘　刺　添　仮

さもり小児科独断偏見版

図 5-1　食べんほうがええもん番付表

付表」として並べてみました（図5－1）。横綱が一番強く、三役がそれに続きます。東・西は関係ありません。ただし、この表は「一つの目安を示した表」にすぎないことを認識しておいてください。

個々の食品のどこが「いけない」のかなど細かいことは、この本全体を理解していただかないと、この番付表だけを見ても理解できないと思います。患者さんにつけてもらった食事ノートを拝見しますと、「卵や牛乳の除去にばかり気が取られていて、食べないほうがいいものの存在の多さに気づいていない」という現実に驚いています。「食べないほうがいい」というだけで、「食べてはいけない」のではありません。

この番付表はあくまでも一般的な傾向を示したもので、実際には個人差があることを忘れないでください。番付上位のものを食べても症状の出ない人もいれば、下位のもので即時型のものを示す人もいます。

ただ、一つ強調しておきたいことは、この表の上位のものは「食べないでも死なないもの」なのです。つまり、食生活とは、本来、楽しく豊かに食べながら送るものなのですが、最近の食生活は、便利さと保存性を追求するあまり、料理・調理に関するさまざまな情報にあまりにも振り回されすぎている気がします。

さらに、一人ひとりの力士（食品）とは別に、親方として合成着色料、保存料の存在があり、もう一つ別格として三大アレルゲンと大豆があるわけです。そしてひいきの力士たちを応援する「たにまち」（お相撲さんの後援会みたいなもの）には、油・甘いもの・刺激物・添加物・仮性アレルゲンがあると考えるとわかりやすいでしょう。

以上、簡単ではありますが、回転食療法の概念を説明しました。くわしくは拙著『アトピー　増やしていこう「食べてもいいもの」』（農文協、一九九九年）を参考にしてください。

6　知っておきたい食品のアレルギー表示について

(1) やっと進んできた加工食品のアレルギー表示

食物アレルギーを発症させないようにするには、自分がどの食材に対してアレルギーをもっているのかを知ることが大切である、ということはいうまでもありません。最近では、加工食品のアレルギー情報の開示も進んでいます。

二〇〇一年四月から、食品衛生法で「アレルギー物質を含む食品の表示」が義務づけられました。一年間の準備期間を経て、翌年の二〇〇二年四月から「アレルギー表示の対象食品」に表示されるようになりました。最近、食物アレルギーをもつ人たちが増えたことは、厚生労働省としても放っておくことができず、われわれ消費者がそれらの表示を見て、どのアレルゲンが入っているかということを判断できれば、その食品を食べることを避けることができると考えて、アレルギーの表示が義務づけられました。また、それらの正しい表示を見ることによって、「これなら食べても大丈夫や」というふうに加工食品を選びやすくなりました。

◆表示される食品の種類

表示される食品は、次の二五品目です。

義務づけられた五品目	卵、牛乳、小麦、ソバ、落花生
推奨された二〇品目	アワビ、イカ、イクラ、エビ、オレンジ、カニ、キウイフルーツ、牛肉、クルミ、サケ、サバ、大豆、鶏肉、バナナ、豚肉、マツタケ、モモ、ヤマイモ、リンゴ、ゼラチン

(2) すべてに表示されているわけじゃない

それでは、私たちが口にするすべての食品に表示されるのかというと、そうではありません。アレルギー表示されるのは、「加工食品」が対象になっています。「加工食品」とは、あらかじめ箱や袋、缶やびんなどの容器に包装されているものを指しています。したがって、店頭で量り売りされてる総菜やパン、注文してからつくられるお弁当などには表示義務はありません。また、容器包装の面積が三〇平方センチ以下の小さなものも、小さすぎて表示する場所がないために、表示が免除されています。それらをわかりやすくまとめてみました（次ページ「かこみ」）。

表示が義務づけされている「義務五品目」は、必ず表示されます。しかし、推奨された二〇品目は、いわゆる任意表示なので、「含まれているか否か」を表示するかどうかは企業の自主判断に任されています。企業の自主判断で決められてしまうというのは、アレルギーをもつお子さんにとっては、たいへん迷惑なことだと思いませんか。中途半端な感じ

表示の義務があるもの

①箱や袋、びんや缶に入っている加工食品
②コンビニエンスストアなどで販売されている、すでにパックされている弁当や総菜
③スーパーのバックヤード（店内の調理場）で製造している弁当や総菜

表示の義務がないもの

①弁当屋の店頭で注文する弁当
②デパートや食料品店で対面販売される、総菜やパンなど
③コンビニエンスストアのイートイン食品（店内で飲食する食品）、ホットコーナーの肉まんなど
④ジューススタンドで飲むジュース
⑤祭りの露店（ソーセージや回転焼きなど）で販売される食品
⑥外食産業で供される食品（飲食店）
⑦パッケージ面積が三〇平方センチ以下の加工食品

がしてなりません。

このため、製造販売業者によっては必ずしも二五品目のすべてを表示対象としていない可能性があります。「大豆の表示がないのは、大豆が含まれていないからなのか、それとも大豆は表示品目としていないのか」などと判断できない場合もあるわけです。ややこしいですよね。

(3) アレルギー物質の混入の危険性はある

卵や牛乳の入ったパンを焼いた同じプレートで、卵や牛乳を使ってないパンを焼いたつもりでも、ごく微量のアレルギー物質が残存していて、結果として混入してしまっている場合があります。原材料として使用されていないにもかかわらず、同じ製造ライン（機械、調理器具など）でつくられた別の食品に含まれているアレルギー物質が、その製造ラインを使うということによって混入してしまう場合があります。

食品衛生法では、「○○が入ってるかもしれません」といった表示は禁止されています。しかし、裏技のように、「本品製造工場では、ピーナッツを含む製品を生産しています」とか、「卵を原料にした製品と同じ工程でつくられています」「卵・ピーナッツを含む製品と共通の設備で製造しています」などといったことが欄外に表示されています。「入っているかもしれません」とは書けなくても、「同じ工程でつくられています」や「共通の設備で製造しています」

と書かれると、本当に微量で反応する人たちにとっては、それらの食品を食べるということは、たいへんな勇気がいることになってしまいます。よいようなわるいような、全く中途半端なことになってしまいました。ちょっと判断に困ってしまいます。

（4）ごく微量でも表示されてしまう弊害もある

本来は、われわれ消費者の健康を考えて、「アレルギー物質を含む食品の表示」が始まったわけですが、人によっては「ごく微量な摂取」でも、アナフィラキシー・ショックを起こすことが知られているため、アレルギー物質がごく微量に含まれている場合でも表示されます。一方で、このことによって、「微量の摂取ならば問題ない」という人が食品を選びにくくなってしまっています。

さらに、「同じ工程でつくられています」と書かれてしまうと、今度は「こう書いてあるのですから、なにが起こっても患者側の自己責任ですよ」と言われているように感じるのは、私の考えすぎでしょうか。表示があったらいっさい食べないというのではなく、製造販売者に含有量を問い合わせたりしながら、食べられる範囲を見極めることも大切なことです。

（5）「個別で表示」「一括で表示」の二種類——省略規定の裏技もあり

アレルギー表示の方法としては、原材料ごとにアレルギー物質が表示される場合が一番望ましく、「個別で表示」といいます。個々の原材料になにを含むと表示するのではなく、使われているアレルギー物質が原材料の最後にまとめて表示される場合があります。これを「一括で表示」といいます。また、同じアレルギー物質が何度も出てくる場合は、二度目以降、表示を省略してもよいという省略規定もあります。

「一括で表示」や省略された表示では、どの原材料に、どのアレルギー物質が含まれているか明確ではありません。一番困るのは、たくさんの食品が詰め合わされて入っているもので、駅弁やコンビニ弁当などのお弁当類がその代表的なものです。一つのお弁当中に、食べられるものと、食べられないものとがあるはずなのに、せっかく表示があっても、「一括で表示」や省略された表示では安心して食べることができません。駅弁に「個別で表示」をしたら、「表示するスペースがない」のも事実ですが……。なんとかならないでしょうかね。

表示の方法の実際例を示します（武内澄子著『心配しないで、食物アレルギー』家の光協会より転載）。

①一括で表示される方法

表示対象のアレルギー物質が、原材料表示の最後に、カッコでまとまって表示される方法です。

例：（原材料の一部に卵、乳を含む）（その他卵、乳を含む）

■洋菓子の表示例

名称	洋菓子
原材料名	小麦粉、砂糖、植物油脂、鶏卵、アーモンド、マーガリン、異性化液糖、脱脂粉乳、洋酒、でん粉、膨張剤、香料、乳化剤、着色料（カラメル、カロチン）、酸化防止剤（ビタミンE、ビタミンC）**（原材料の一部に大豆、牛、さけ、さばを含む）**

②個別で表示される方法

個々の原材料ごとに、（○○を含む）とカッコ内に表示される方法です。アレルギー物質がどの原材料に使われているかがはっきりとわかります。

例：醸造酢（小麦を含む）

■洋菓子の表示例

名称	洋菓子
原材料名	小麦粉、砂糖、植物油脂**（大豆油を含む）**、鶏卵、アーモンド、マーガリン**（乳・大豆・牛・さけ・さばを含む）**、異性化液糖、脱脂粉乳、洋酒、でん粉、膨張剤、香料**（乳・卵由来）**、乳化剤**（大豆由来）**、着色料（カラメル、カロチン）、酸化防止剤（ビタミンE、ビタミンC）

○大豆成分は大豆油と、マーガリン、乳化剤に使われていることがわかります。
○さけ、さば、牛の成分も切り身が入っているわけではないことが理解できます。
○表示対象品目の表示は、かっこの中だけではありません。
○原材料名に表示対象品目の名称があれば、かっこの中にはアレルギー表示はされません。

洋菓子の表示例では、「小麦粉」「鶏卵」「脱脂粉乳」がそれにあたります。

③表示が省略されることもあります。

アレルギー物質を複数使用している場合は、一度書けば二度目以降は省略してもよいことになっています。

■省略しない表示例

名称	五目豆
原材料名	大豆、にんじん、れんこん、しいたけ、ごぼう、砂糖、しょうゆ（大豆、小麦を含む）、酒、みりん、大豆油、食塩、調味料（アミノ酸）、乳化剤（大豆由来）

○大豆、しょうゆの大豆、大豆油、乳化剤と、大豆を含む原材料を４種類使用していることがわかります。

■省略した表示例

名称	五目豆
原材料名	大豆、にんじん、れんこん、しいたけ、ごぼう、砂糖、しょうゆ、酒、みりん、植物油、食塩、調味料（アミノ酸）、乳化剤（原材料の一部に小麦を含む）

○最初に大豆を表示しているので、２番目以降の「大豆」表示は省略されています。

尋ねるときの留意点

①自分のアレルギーについて説明しましょう。

例：なん（卵、牛乳など）に対してアレルギーがあり、（少量、微量）の摂取で、症状（じん麻疹、呼吸器症状、アナフィラキシー・ショックなど）が起こります。

②なにがしたいかをはっきりと伝えましょう。

③一括で表示の場合、どの原材料に、なにが使われているかということを聞きましょう。

④個別で表示の場合、アレルギー表示を省略している原材料が、あるかないか聞きましょう。

(6) やっぱり自分の身は自分で守るしかない

こうなってくると、やはり「自分の身は自分で守るしかない」という現状でしょう。表示についてくわしく知りたいときや、もしアレルギー症状が起きてしまい、原因となった食材を探し出したい場合は、直接、会社に問い合わせるのが一番よいことです。ただし、問い合わせる場合、聞くことをきちんと整理して、まとめておくようにしておかないといけません。

(7) アレルギー表示制度についてくわしく知りたいときは?

「食物アレルギーの子を持つ親の会」代表の武内澄子さんが、『心配しないで、食物アレルギー』（家の光協会）という本を書かれました。武内さんご自身の経験と親の会代表としてのキャリヤーから書かれているこの本は、食物アレルギーで闘っている子どもとその親にとって、たいへん参考になり、そして勇気づけてくれることは間違いありません。この本のなかに、アレルギー表示の見方がたいへんくわしく載っています。この本をぜひ参考にしてください。

また、厚生労働省のホームページ（医薬局保健部企画課調査表示係）には、アレルギー表示Q&Aというのがありますので、参考にするとよいでしょう。

エピローグ

プロローグでも触れましたが、私がこの本を書くきっかけとなったのは「毎年同じことを言ってるな」「なにか書きとめておこうかな」からでした。

食物アレルギーは年々増加の一途をたどっています。また、一般の人々にも食物アレルギーのことが知れ渡ってきています。とはいうものの、実際はほとんどが他人事で、「好き嫌い」「卵を食べられなければどうするの」「食べるものがなくってかわいそう」のレベルです。書いていて、書き足らないことや、「これはとても文章にしては残せない」過激なこともいっぱいあります。

食物アレルギーの指導はたいへんむずかしく、複雑です。患者さん一人ひとり、すべて違ったものに、さまざまな反応を示し、他の人と同じ反応を起こすことはあり得ないのです。一人ひとりの個性をよく見極めて指導しなければなりません。

私はいつも外来でみなさんに言い続けていることがあります。それは、「決して受け身で診察や治療を受けないでください」ということです。一つの病気に向かって、患者さんと私たち医師とが一緒になって考え、まとめ、推察し、解決策を練っていかなければなりません。「先生、なにを食べてたらよいですか?」が一番駄目なのです。「私は、こう思い、こうしたいが、これでよいか駄目か意見をください」と言ってほしいのです(ふつう、こんなふうには言いませんが)。アレルギー疾患に限らず、すべての病気についてもいえることなのです。

最後に、どこでならばアレルギーをきちんと診てくれるのか、について触れておきましょう。実は、これは永遠のテーマです。私自身、きちんと診ることができている自信などありません。そこで、私の先輩で、神戸でたくさんのアレルギー疾患の方を診察されている木村彰宏先生のお言葉をご紹介します。

〈食物アレルギーをきちんと診てくれる医師・病院の条件〉
①食物日誌をつけて行ったら、必ずそれを見て意見を言ってくれること。
②血液検査だけでアレルギーの有無を診断しないこと。
③アレルギーに精通した栄養士の指導が受けられること。
④負荷試験に対して、付き合ってくれること。

①と②は、私も口酸っぱく言っていることです。
③は、実は、これを実施するということはなかなかたいへんなことなのです。栄養士の指導を受けることのできる病院（診療所）は実際には多くはありませんが、身近にあればかなり心強いといえるでしょう。私たち医師ではカバーしきれないことも多くあります。そこを栄養士さんたちの知識と経験で補ってもらうことができます。
④は、つまり簡単に「今度、家で卵食べてみたら？」と言うような医師でないことです。

食物負荷の危険を熟知し、「そろそろ負荷試験をしましょう、○月○日に卵白を○・一グラムから試してみましょう。その日の午前中は病院（診療所）にいる覚悟で来てください」という対応をしてくれる医師が理想です。

専門医といいましたが、日本アレルギー学会には専門医制度というのがあります。アレルギーに精通した医師が、必要な試験を受けてその資格を有しています。しかし、実際の診療の現場では専門医の肩書きなどなくても、きちっとした診療をなさっている医師がたくさんいます。みなさんが私たち医師を選んでください。きちんと目と目を合わせて話ができることが一番大切で、園・学校関係者との依頼・交渉の場でも同じです。目を見て話せない人が相手の場合は、すべてのことをよ〜く考えましょう。

以上、みなさんが考えていくにあたって、この本が少しでもお役に立てたらうれしいです。園・学校で楽しい生活が送れますように祈っています。

東京医科大学小児科学教室　名誉教授　本多煇男先生、
日本東洋医学会元会長　山田光胤先生、
藤田保健衛生大学坂文種報徳會病院小児科　教授　宇理須厚雄先生、
兵庫医科大学皮膚科　助教授　夏秋優先生、
国立病院機構相模原病院臨床研究センター
　アレルギー性疾患研究部部長　海老澤元宏先生、
松延正之先生、千葉友幸先生、

木村彰宏先生、小島崇嗣先生、
寺田良子先生、小都佳子先生、
佐藤のり子さん、武内澄子さん、
兵庫食物アレルギー研究会の諸先生方、
親の会のご父母の皆様、その他多くの方々にこの紙面をおかりして深謝いたします。
最後に、この本をいつもあたたかく私を支えてくれている最愛の妻と二人の子どもたちに捧げます。

二〇〇七年　春

佐守　友仁

付録

付録●目次

アレルギーをもつ子どもの緊急時覚え書き

私どもの子どもは食物アレルギーをもち，現在該当食物の除去を行っております。また，以前に「アナフィラキシー症状」を起こしたことがあります。この「アナフィラキシー症状」は進行しますと，もっとも重症な即時型アレルギーといえる「アナフィラキシー・ショック」を起こすことがあります。

子どもに関して，今わかっている限りの情報を提供いたしますので，「アナフィラキシー症状」発症時には緊急の対応をお願いいたします。

本人名		男 女	保護者名	
生年月日			学年	
住所			TEL（自宅）	
学校・園名			担任氏名	
緊急時連絡先	優先順位	①		TEL
		②		TEL
		③		TEL
		④		TEL
かかりつけ医院①			病名など	
診療科目 カルテ番号			TEL 担当医師	
担当医師不在などで上記の「かかりつけ医」に診療受け入れをしてもらえない場合 （○印を入れて下さい）	☆第2の「かかりつけ医」として［病院②］ （　　　　　）へ搬送して下さい TEL　　　　　　医師名 ☆必ず受け入れてもらえる体制がある ☆その他			
バイタルサイン（生命徴候）が悪い状態の時 （○印を入れて下さい）	☆まず，かかりつけ医院①に連絡し，指示を仰ぎ，受け入れてもらえる体制がある「かかりつけ病院②」に搬送する ☆第3次救急医療機関又は救急告知病院へ搬送する ☆その他			
起こりうる緊急事態の内容				

◆原因となる食物　（運動との関係：　あり　　なし　）◆

□ 鶏卵　□ 牛乳・乳製品　□ 小麦粉　□ カニ　□ エビ　□ ソバ　□ ピーナッツ
□ イカ　□ キウイフルーツ　□ マンゴー　□ バナナ　□ 大豆　□ その他

記入年月日：　　　年　　月　　日
記　入　者：　　　　　　　　㊞

連絡票（保護者記載用）

平成　年　月　日記

依頼先	保育園名　宛
依頼者	保護者氏名　印　連絡先　電話 子ども氏名　男・女　歳　カ月　日
主治医	電話 （　病院・医院）FAX
病　名 （又は症状）	

（該当するものに○、または明記）

(1)持参したくすりは　平成　年　月　日に処方された　日分のうちの本日分

(2)保管は　室温・冷蔵庫・その他（　）

(3)くすりの剤型　粉・液（シロップ）・外用薬・その他（　）

(4)くすりの内容　抗生物質・解熱剤・咳止め・下痢止め・かぜ薬・外用薬（　）

調剤内容：

(5)使用する日時　平成　年　月　日〜　月　日　午前・午後　時　分
又は 食事（おやつ）の　分前・　分あと
その他具体的に（　）

(6)外用薬などの使用法

(7)その他の注意事項

薬剤情報提供書　あり・なし

保育園記載

受領者サイン　保管時サイン　月　日　時　分

投与者サイン　投与時刻　月　日　午前・午後　時　分
実施状況など

日誌

／　（　）			／　（　）			／　（　）			／　（　）		
朝	昼	夜	朝	昼	夜	朝	昼	夜	朝	昼	夜

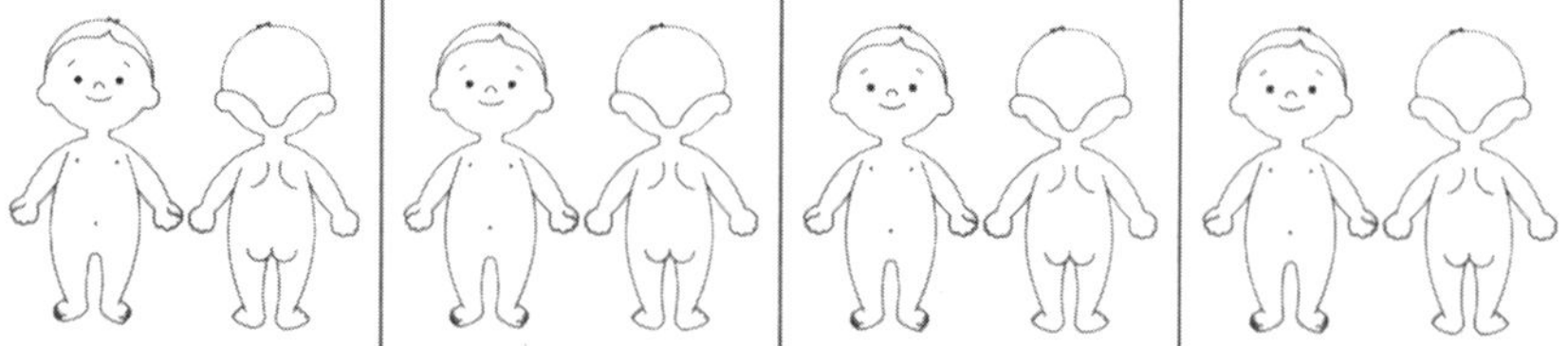

朝食前	昼食前	夕食前	就寝前	朝食前	昼食前	夕食前	就寝前	朝食前	昼食前	夕食前	就寝前	朝食前	昼食前	夕食前	就寝前

食　物

週

月／日（曜日）			／（　）			／（　）			／（　）		
			朝	昼	夜	朝	昼	夜	朝	昼	夜
食事内容	牛乳および その製品										
	鶏卵および その製品										
	大豆・豆類および その製品										
	その他（肉類 魚介類 穀類 野菜 果物）										
症状	皮膚症状	かゆみ									
		患部の赤み									
		発疹（ぶつぶつなど）									
		発疹（ぶつぶつなど） 赤み かゆみ 乾燥 かき傷 ザラザラ カサカサ ひび あかぎれ などの部分に印をつけて下さい。	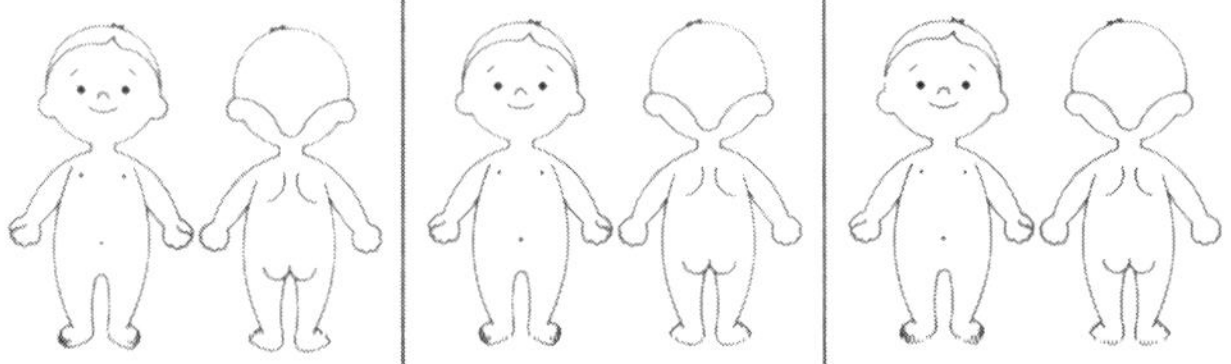								
	呼吸器症状（　）										
	消化器症状（下痢など）										
	その他										

治療薬		朝食前	昼食前	夕食前	就寝前	朝食前	昼食前	夕食前	就寝前	朝食前	昼食前	夕食前	就寝前
	インタール内服用												
	その他												

気の付いたこと			

役に立つウェブサイト集（2006年末の時点）

最近では，アレルギーについてなにかを調べたいと思ったときに，たいへん役に立つのがインターネットでしょう。本文中に紹介したホームページも含めて，参考になると思われるものをいくつか紹介します。どんな点が役立つのか，それぞれに簡単なコメントを加えておきましたので活用してください。

ただし，ホームページの情報は，提供元の性格（公官庁系，医学会系，民間アレルギー団体や親の会，製薬会社や食品会社などの違い）によって，全く正反対の解釈をしていることもあり，どちらが正しいのか迷う場合もあると思います。情報は自分で責任をもって判断し，なにか行動に移す際は信頼できる医師や仲間などに相談してからがよいでしょう。

絶対にアクセスするべき5つのサイト

厚生労働省：アレルギー物質を含む食品に関する表示について
http://www.mhlw.go.jp/topics/0103/tp0329-2b.html

表示が義務化された「小麦」「そば」「卵」「乳」「落花生」の5品目，表示が任意の20品目について，実際に食品にどのように表示されるのかなどがわかります。

日本アレルギー学会
http://www.jsaweb.jp/index_general.html

アレルギー学会認定のアレルギー専門医・指導医のリストが示されています。また，「医療従事者向け情報」では，「厚生労働班研究による各領域ガイドライン」（下記のもの）の閲覧・ダウンロードもできます。

「食物アレルギーの診療の手引き2005」

「鼻アレルギー診療ガイドライン」

「厚生労働科学研究・アトピー性皮膚炎治療ガイドライン2005」

「一般臨床医のためのEBMに基づいた喘息治療ガイドライン2004」

小児アレルギー学会
http://www.iscb.net/JSPACI/

さまざまな情報が公開されています。また，必見の冊子「食物アレルギーによるアナフィラキシー学校対応マニュアル小・中学校編」がダウンロードできます。

食物アレルギーの子を持つ親の会
http://www1.u-netsurf.ne.jp/~oyanokai/
アレルギーっ子つくしんぼの会
http://members.at.infoseek.co.jp/tsukushinbo2/

この２つのサイトは日本を代表する「親の会」が運営しています。民間のサイトですが営利的な側面はいっさいなく，一番安心してお話を聞けるサイトといえます。絶対にアクセスすべきサイトです。超おすすめ！

アナフィラキシー対策フォーラム
http://www.anaphylaxis.jp/index_flash.html

アナフィラキシーの基本から，アナフィラキシーの相談を受けてくれる医療機関リストなどまで，アナフィラキシーについての幅広い情報を扱っています。

アレルギー疾患全般について知りたいとき

<公官庁のホームページ>

厚生労働省：リウマチ・アレルギー情報
http://www.mhlw.go.jp/new-info/kobetu/kenkou/ryumachi/index.html
厚生労働省のアレルギー疾患に関する対策や関連情報などがわかります。

リュウマチ・アレルギー情報センター：アレルギー情報のページ
http://www.allergy.go.jp/allergy/index.html
かなり専門的なレベルの情報も掲載されています。

小児アレルギー疾患 Q&A（厚労省の事業の一つ）
http://www.sympo.jp/faq/index.html
小児喘息，アトピー性皮膚炎，食物アレルギー，アレルギー性皮膚炎などの小児アレルギー疾患について，治療や予防の情報がＱ＆Ａ形式でまとめられています。

環境省

http://www.env.go.jp/

化学物質とアレルギー疾患のことについて知りたいときに役立ちます。

<民間アレルギー団体系のホームページ>

日本アレルギー協会：食物アレルギーを知っておいしく食べよう

http://www.jaanet.org/contents/syokumotu.html

日本アレルギー協会のHPのなかから「食物アレルギーを知っておいしく食べよう」に入っていきますと，「患者さん，一般向けの情報」として，食物アレルギーのことを海老澤元宏先生がたいへんわかりやすく書かれています。

注意：あたかも公的機関のような立派な名前をつけた「アトピー商法」丸出しの困ったサイトもありますので，だまされないようにしましょう。

NPO法人アトピッ子地球の子ネットワーク

http://www.atopicco.org/index.html

アレルギー性疾患をもつさまざまな患者さんのサポートを行っている団体です。

米国アレルギー・アナフィラキシーネットワーク

（The Food Allergy & Anaphylaxis Network<略称：FAAN>）

http://www.foodallergy.org/

アメリカのアナフィラキシーのサイトです。翻訳サイトで翻訳してでもアクセスする価値はあります。

<製薬会社>

万有製薬：メルクマニュアル

http://www.banyu.co.jp/

医学全般の百科事典といえる「メルクマニュアル」が見られます。

メルク株式会社：エピペン

http://www.epipen.jp/

アナフィラキシーのこと，エピペンのことについてのくわしい説明があります。

食品の安全性，食品表示について知りたいとき

農林水産省：食品表示とJAS規格

http://www.maff.go.jp/soshiki/syokuhin/heya/jasindex.htm

食物アレルギー対応食の通信販売

日本ケアフード

http://www.carefoodshop.jp/

エポック・ヴァーグナー社の運営する会社で，食物アレルギー用の給食を提供しています。個人のアレルギーの程度に対応した一回分の冷凍食品をオーダーメイドできて，さらに指定した場所に冷凍のまま宅配してもらうこともできます。お泊まり保育や修学旅行などでも役立ちます。

アレルギー対応食品を知りたいとき

越後天風：やっぱりごはんが好き

http://www.gohanga-suki.a-cutgohan.jp/index.html

忘れてはならない画期的，米アレルギー用食品!!　A－カットごはんの製造方法，製造原理には，「よく，こんなことを思いついたな～」と感心するのみ。ほかにA－カットパンなどがあります。

永谷園：アレルギー関連情報

http://www.nagatanien.co.jp/effort/allergy.html

アレルギー対応のカレーや，ふりかけなどがあります。

日本ハム（株）中央研究所：「食物アレルギーネット」

http://www.food-allergy.jp/

対応食品の情報だけでなく，食物アレルギーについての情報からレシピ提案，アレルギー関連書籍など，幅広い情報が得られます。

東北日本ハム：「みんなの食卓」シリーズ

http://www.tohoku-nh.co.jp/shokutaku/index.html

アレルギー物質特定原材料５品目などを使用していないハム・ソーセージがあります。アレルギー用食品ではもっとも早くから取り組んでいて，私は信頼をおいています。

キューピー（株）：ベビーフード（よいこになあれシリーズ）

http://www.kewpie.co.jp/

ここも，20年以上前からアレルギーに対しては真剣に取り組んできています。ベビーフードの「よいこになあれシリーズ」は，実に頼りになる代物です。

オーム乳業：Okashi World（おかしワールド）

http://www.okashiworld.jp/allergie/cornertop/index.html

牛乳アレルゲンを軽減したヨーグルトをはじめ，ケーキ，ヨーグルトデザート，ミルククッキーなど，ペプティシリーズというアレルギー除去対応食品が手に入ります。

おこめ安心食品

http://www.okome-anshin.co.jp/

『おこめ安心パン』という，小麦やグルテンを使用しない主原料米粉100%の米パンをつくっています。

大潟村あきたこまち生産者協会：アレルギーでお困りのあなたへ

http://www.allergy-food.jp/

米どころの大潟村発！　お米パンとお米クッキーをつくっています。

イトーヨーカドー：ネット販売

http://gift.iy-net.com/shop/ecmenu/

米粉と豆乳クリームを使ったデコレーションケーキが買えます。

エスビー食品

http://www.sbfoods.co.jp/customer/allergy/allergy.htm

食物アレルギーに配慮した商品も開発しています。

大高醤油

http://www.ohtakasho-yu.co.jp/shoyu.htm

醤油の主原料である大豆と小麦を使用せずに製造した醤油風調味料や，味噌の主原料である大豆を使用せずに製造した味噌風調味料などをつくっています。

ボーソー油脂

http://www.boso.co.jp/shop/shop_allergy.html

アレルギー対応のマーガリンがあります。

花王：キュレル

http://www.kao.co.jp/curel/

キュレルシリーズは保湿作用に優れた商品で，たくさんの患者さんにすすめて評判がよいものです。

（注）食品ではありませんが，スキンケアには欠かせない商品ですので載せておきました。

アレルギー関連商品が買えるネットショップ

なかには「むっちゃ，いい加減」と感じられるサイトもあります。顔の見えているサイト，たくさんの患者さんに支えられているサイトを利用するのが無難でしょう。

以下の３つのサイトは，佐守小児科おすすめのサイトです。ですが，あくまでも「自己責任」にて購買するようにしましょう。

アレルギー対応の代替食品を探すときに，ネットショップはたいへん役に立ちます。アレルギー対応のビスケット一つにしても，一昔前では考えられなかったほど，さまざまな会社がつくってくれています。その詳細はインターネット上のその会社のサイトでくわしく調べることができ，かつネットで購入することができます。表5-6～8（154～156ページ）のなかにあげた「それに代わるもの」も日々変化，進歩しています。「もぐもぐ共和国」に代表される真面目な安心できるサイトを利用して「食べてもええもん」を探していってください。

もぐもぐ共和国

http://www.mogumogu.jp/

大阪に本社があるため，サイトの運営者とも私が常に連絡を取り合っています。一番おすすめのサイトです。食品から衣類，寝具，医療雑貨まで，幅広く取り扱っています。

辻安全食品

http://www.tsuji-a.com/tuji/

アレルギー対応食品，健康自然食品，生活サポート用品，アトピー・アレルギー関連書籍を扱っています。

はじめのいっぽ

http://www.hajime-net.jp/

アレルギー対応食品・用品全般を扱っています。

子育て全般

ミキハウス子育て総研：ゴーゴー育児ドットコム

http://www.55192.com/

子育て中のパパ・ママをもっと元気にするコンテンツが盛りだくさんです。登録の医師や、看護師、薬剤師による個別の相談も受け付けています。ちなみに私も登録されています。

こども未来財団：子育てネット（こども未来財団のホームページから入ります）

http://www.i-kosodate.net/index.html

「子育てネット」は，子育て全般にたいへん参考になります。

アレルギーっ子の入園・入学安心マニュアル

チェックリスト

入園・入学に際して，準備がどれだけできているか，
このチェック表を利用してください。

★まず確認すべきこと★

□ 「全体の流れ」とタイムスケジュールは，きちんと整理されていますか？（p.36～40）

★親がすべきこと★

□ 今までのアレルギー症状（既往歴）を「5W1H」でまとめていますか（p.17～21）
□ 現在の除去食の程度（アレルギー食物の除去状態）は整理していますか（p.23）
□ 医師の診断書，指示書をもらっていますか

★受け入れ側（園・学校）に確認するべきこと★

□ 以前に食物アレルギーをもつ子どもを受け入れた経験はありますか（p.24）
□ 担当の先生方（園長や校長，担任，栄養士など）との話し合いの場はもてそうですか（p.25）
□ 給食の方式（自校方式 or センター方式）や，アレルギー食への対応状況はどうなっていますか（p.27）

★園・学校へのアプローチの実際★

□ 面談の際に渡す資料はそろっていますか？（p.41）
□ 薬を持参させる場合，担当の先生方への説明と了解はきちんととれていますか？（p.66）

★アナフィラキシーの恐れがある場合★

□ 「○○さんを養育される方へ」や「緊急時の覚え書き」のようなものを準備しましたか？（p.45，p.77）
□ エピペンを用意している場合，担当の先生方に十分に説明，理解をしてもらいましたか？（p.86）

★わが子に対して★

□ 本人が自分のアレルギーの程度をどれくらいわかっていますか？（p.89）
□ 「食べてもいいもん」と「食べたらあかんもん」の教育は十分ですか（p.89）
□ 「ああなったら」「こうする」「こうしなさい」の教育は十分ですか（p.89）

佐守　友仁（さもり　ともじ）

医師・医学博士
1955年兵庫県生まれ。兵庫県立神戸高等学校卒業。1980年に東京医科大学卒業後，東京医科大学小児科学教室にて本多煇男教授に小児栄養学とアレルギー学の指導を受ける。また，漢方医学を古方派・山田光胤師に師事。大阪大学小児科勤務を経て，1993年に佐守小児科（大阪府豊中市）を開設。2006年より辻学園栄養専門学校（大阪）の小児栄養学・アレルギー学講座客員教授に就任，現在に至る。

・日本小児科学会：専門医
・日本アレルギー学会：専門医
・日本東洋医学会：専門医
・日本小児東洋医学会：評議員
・阪神タイガース私設応援団　関東若虎会　初代　団長

趣味：クラシック音楽鑑賞，テニス，熱血阪神タイガースファンとして知られる。
著書に『アトピー　増やしていこう「食べてもいいもの」』（農文協），共著書に『食物アレルギーの治療と管理』（診断と治療社）がある。

〈佐守小児科ホームページ〉
URL　http://samori.or.jp

アレルギーっ子の入園・入学安心マニュアル
――給食、体育、あそびから緊急時の対応まで――

2007年3月30日　第1刷発行

著　者　佐守　友仁

発行所　社団法人　農山漁村文化協会
郵便番号　107-8668　東京都港区赤坂7丁目6-1
電話 03(3585)1141(営業)　03(3585)1145(編集)
FAX 03(3589)1387　振替 00120-3-144478
URL http://www.ruralnet.or.jp/

ISBN978-4-540-05284-2
〈検印廃止〉

乱丁・落丁本はお取り替えいたします。

製作／森編集室
印刷／㈱新協
製本／根本製本㈱
定価はカバーに表示

農文協・図書案内

アトピー性皮膚炎　食と薬でスキンケア
「かゆみの拡大連鎖」を断ち切る本
田中貴子　著　1300円
日常的なスキンケアがかゆみ対策に意外に有効。入浴法、薬の塗り方から食生活まで。

食べもので治す子どものアトピー
食物アレルギー入門
松村龍雄　著　1250円
食物アレルギーの権威が2〜3カ月で完治のメドがつく〝厳格食療法〟の実際をわかり易く解説。

お母さんが治す子どものアトピー
よいおっぱいとアレルギーをなくす食事
須藤京子　著／須藤滋　写真　1630円
わが子のアトピーを治した母親の奮闘記と、バラエティー豊かな除去食メニューの実際を紹介。

アトピーを治した
松村龍雄の懇切治療記
松村龍雄　著　1180円
食事療法の誤解や理解不足をただし、母親の食事日誌と共にアトピーを治した松村博士の治療記。

アトピー・ぜんそく治療体験集
〔付〕全国専門病医院リスト
渡辺勝之延　監修／アレルギー友の会　編　1630円
ぜんそくとアトピー性皮ふ炎の患者たちの治療と自己管理の工夫と専門医のコメント集。

まりもちゃんのアトピーライフ
衣食住・家族・病院・近所づきあいまで
竹中恭子　著　1400円
医師探しから食事の実際まで「みんなどうしているの?」をマンガで解説。賢い生活のための智恵。

クルッツ博士のアレルギー読本
クルッツ　著／松村龍雄　監訳／軽部　訳　1300円
親が子に読み聞かせるアレルギーの本。原因、療法、治療食の作り方などイラストで分りやすく。

あなたも化学物質過敏症?
暮らしにひそむ環境汚染
石川哲・宮田幹夫　著　1350円
農薬、添加物、住宅・衣料用化学物質、電磁波などが様々な不調を起こす仕組みと回復法を詳述。

化学物質過敏症　家族の記録
小峰奈智子　著　1300円
日常接する化学物質が招く　効果的治療法なき現代病。実態と快方への糸口を綴る初の体験手記。

図解　よくわかる陰陽調和料理
健康をつくる食べ方入門
梅﨑和子　著　1300円
食べものの陰陽を見分けて、バランスよく食べて健康に。家庭でできるカンタン食の養生法

梅﨑和子の陰陽重ね煮クッキング
からだにやさしい養生レシピ
梅﨑和子　著　1500円
自然の摂理を盛り込み、野菜の旨みを引き出す画期的調理法のすべて。身体が元気になる80レシピ。

おいしく続ける　玄米食養クッキング
ごはん+常備菜+旬のおかずで食卓づくり
藤城寿美子　著　1500円
玄米、雑穀、野菜、きのこ、豆、海藻、少しの油で健康に。お菓子や飲み物まで簡単84レシピ。

（価格は税込。改定の場合もございます。）